A Practical Guide to Fascial Manipulation
An Evidence- and Clinical-Based Approach

筋膜手法实用指南

意大利 Stecco 筋膜手法介绍和应用

编　著　〔芬〕图里亚·罗马拉（Tuulia Luomala）
　　　　〔芬〕米卡·皮尔曼（Mika Pihlman）

序　言　Luigi Stecco、Carla Stecco
英语编辑　Warren Hammer
技术咨询　Carla Stecco

译　者　李思雨　陈　婷　喻晓荣　廖麟荣
　　　　林时维　林志刚　罗　军　谢境裕

北京科学技术出版社

著作权合同登记号　图字：01-2021-7785

图书在版编目（CIP）数据

筋膜手法实用指南：意大利Stecco筋膜手法介绍和应用 /（芬）图里亚·罗马拉（Tuulia Luomala），（芬）米卡·皮尔曼（Mika Pihlman）编著；李思雨等译 . — 北京：北京科学技术出版社，2023.1（2023.12重印）

书名原文：A Practical Guide to Fascial Manipulation

ISBN 978-7-5714-2621-7

Ⅰ.①筋… Ⅱ.①图…②米…③李… Ⅲ.①筋膜疾病–诊疗–指南 Ⅳ.①R686.3–62

中国版本图书馆CIP数据核字（2022）第184527号

责任编辑： 于庆兰
责任印制： 吕　越
图文制作： 北京永诚天地艺术设计有限公司
出 版 人： 曾庆宇
出版发行： 北京科学技术出版社
社　　址： 北京西直门南大街16号
邮政编码： 100035
电话传真： 0086-10-66135495（总编室）
　　　　　　0086-10-66113227（发行部）
网　　址： www.bkydw.cn
经　　销： 新华书店
印　　刷： 北京捷迅佳彩印刷有限公司
开　　本： 710 mm×1000 mm　1/16
字　　数： 200 千字
印　　张： 13.25
版　　次： 2023年1月第1版
印　　次： 2023年12月第2次印刷
ISBN 978-7-5714-2621-7

定　　价： 89.00元

意大利筋膜手法协会年会于每年 6 月的第一个周末在帕多瓦的 Fascial Manipulation® 中心举行。此外，帕多瓦大学每年 1 月组织一次为期 6 天的筋膜解剖课程。作为这两个项目的主要负责人，我诚挚地邀请中国治疗师参加这两项活动，并参观帕多瓦大学。

筋膜研究方兴未艾，魅力无穷！目前，与 Fascial Manipulation 协会合作的大学有：帕多瓦大学（意大利）、比萨大学（意大利）、东京大学（日本）、纽约大学（美国）、杜肯大学（美国）、特拉维夫大学（以色列）、圣保罗大学（巴西），我们也非常愿意与中国的大学和研究机构建立科研合作。

我们非常惊讶地发现，中医穴位与 Fascial Manipulation 中描述的 CC 点和 CF 点有很多一致之处，但 CC 点和 CF 点的位置是基于现代筋膜解剖学的研究发现的，其总数少于穴位。

筋膜作为一种特殊的结缔组织，正在建立起沟通东、西方医学的桥梁。

广州派康运动医学有限公司是 Fascial Manipulation 协会在中国的独家合作伙伴，《筋膜手法实践指南》由其组织翻译，翻译人员均为 Fascial Manipulation 课程的正式学员，因此保证了该书术语的一致性和专业性。在此我对他们所做的努力表示深深的谢意。

Carla

当 Tuulia Luomala 告诉我她正在和 Mika Pihlman 合作写一本关于筋膜手法的书时，我很高兴能为该书写序并以此鼓励她。这本书向医疗专业人士和普通大众介绍了筋膜手法（Fascial Manipulation®，FM）。我了解 Tuulia 对筋膜研究充满热情并进行了多年的筹备，我相信她的工作将是对这一领域的一个重要补充，将会加深人们对这个相对较新的研究领域中的近期发现的理解。

几十年甚至几个世纪以来，解剖学和生理学研究者都认识到了筋膜在人体内的存在，但仅用寥寥数语描述了它具有将解剖结构结合在一起并填充组织间隙的功能。最近的研究表明，筋膜系统在人体生物力学功能中所起的作用远比预想的要大。例如，我们现在知道，大脑通过控制空间中三个平面的变化来控制运动，而不是通过每一块肌肉的功能去控制运动。神经冲动是由外周筋膜以具体的方式传递到特定肌肉的。

对于那些将筋膜作为一个解剖系统进行研究的人来说，术语是一个挑战。根据组成，筋膜一般指阔筋膜或腱膜；而其他筋膜则根据所覆盖的特定肌肉命名（如胸肌筋膜）或者根据身体部位来命名，如小腿筋膜、足底筋膜、臂筋膜或腰筋膜；也可通过在身体的深度来命名，如浅筋膜、中层筋膜和深筋膜；有一些筋膜还是以第一个描述它的研究者命名的（如斯卡帕筋膜、科尔斯筋膜或巴克筋膜）。这些名字都没有提到筋膜在肌肉骨骼系统生理学中所扮演的角色。所以有必要找到从逻辑上将筋膜与运动联系起来的更具体的术语。在开始阅读本书时，读者可能会发现很难使用这些新术语。然而，进一步研究该领域就会发现这些术语与多数神经生理学的近期研究相符。因此，新的术语将推动研究，理解最新的筋膜治疗手段，如 FM。

本书首先从微观角度介绍筋膜，然后分析筋膜的宏观构造。作者解释了筋膜组织的一些病理变化可能存在于筋膜生物化学改变中，而不是关节组织中，这就解释了为什么直接治疗关节可能无法减轻关节的疼痛。在许多情况下，从筋膜层面寻找引发疼痛的原因有助于提出更有效的治疗方案。关节疼痛现在更多的被认为是筋膜功能障碍的结果，而不是关节功能障碍的结果。在本书第 4 章的前几页中，提出了专业医疗人员用来追踪疼痛及功能障碍到疼痛真正来源的指南。

达·芬奇曾说过："科学离不开经验。"本书的两位作者都从他们对人体和动物标本的大量解剖中掌握了筋膜知识。Tuulia 将筋膜功能障碍的疗法应用到马和犬上，进而将筋膜手法的价值扩展到兽医领域。她是首位兽医筋膜手法老师。为了她的洞察力和奉献精神，我很高兴写下这些话，我确信 Tuulia 和 Mika 的研究将改进和丰富我在筋膜研究和治疗领域的付出与努力。

感谢两位作者致力于让更广泛的受众了解筋膜手法。写一本书的回报之一是在准备过程中所获得的知识，而更伟大的回报是有助于减轻人类甚至动物所遭受的病痛。后者无疑是这本书写作的初衷。现在，亲爱的读者，你也拥有通过将知识传递给其他人来合作致力于这份事业的机会。患者的感激将是你高尚工作的回报。

Luigi Stecco

　　我和 Tuulia、Mika 已经相识多年了，我很早就发现了他们较强的沟通能力以及对于所有与筋膜有关事物的好奇。他们对筋膜手法技术一直都表现出了极大的兴趣，并且都在个人研究中坚持不懈。因此，我非常支持他们以写书这种方式介绍筋膜手法技术的主要概念。他们明白我们仍然缺少一本向更广泛的读者介绍筋膜手法主要概念的书籍。目前所有已出版的关于筋膜手法的书籍都是为了详细地解释这个技术，但是这样的话就限制了读者范围。实际上，许多患者、医生、理疗师、整骨师、手法治疗师和教练只是想了解关于筋膜手法的知识及其生物力学模型，这本书则刚好填补了这个空白。Tuulia 和 Mika 将"难以理解"转化为"易于使用"，这就推动了各个层次的学习者对专业和个人发展的追求。对于所有有兴趣了解筋膜手法主要概念的人来说，这本书非常适合。由于编写语言的通俗易懂，并且配有作者精彩的图片和轶事，这本书整体来说非常清晰、简洁、易读。书中的材料也以简短、易于理解的形式呈现给读者。

　　这本书内容排版很有逻辑性，前 3 章介绍了筋膜手法的发展历史、筋膜解剖学（第 2 章）和生理学（第 3 章），其他章节则主要围绕筋膜手法技术展开，如第4 章重点介绍了筋膜手法的关键概念；第 5 章结合了一些病例；第 6 章主要提到内部功能障碍；第 7 章讲述兽医应用筋膜手法；第 8 章全面地总结了筋膜手法。此外，Warren Hammer 的修订也让这本书阅读起来更简易、流畅和清晰。Tuulia 和Mika 从筋膜的生理学上对筋膜和运动、疼痛以及治疗的关系做了回顾。这本书没有深入研究任何主题，但提供了丰富的信息和话题，如果你想对某个领域了解更多，你可以开始做自己的研究。它不是筋膜手法的技术手册，单独使用无法定义一个治疗方法对一个真实的患者来说好与不好。但对那些不以成为筋膜手法治疗师为目标的学者来说，这是一本非常实用的书。如果你有机会去上筋膜手法正式课程，在学习与论证之前阅读这本书可能会非常有用，并且能更好地跟上课程。我希望这本手册有助于向更广范围的读者传播我父亲 Luigi Stecco 的思想。他的第一本意大利语书出版至今已经三十多年了，我很自豪他的想法启发了很多人，现在仍在启发其他学者创作作品。

Carla Stecco

　　Luigi Stecco 研发筋膜手法（FM）已经有四十多年的了。该方法源于多年强有力的科学研究支持的临床实践，多年来的基础研究和临床研究都证实了这种长期被忽视的组织——筋膜的重要性。由临床研究支持的解剖学、组织学和尸体研究也已经证实了筋膜手法的科学性。筋膜技术在世界各地都有培训课程，认证教师也在许多不同的国家教育相关从业者。

　　这本书以一种通俗易懂的方式向从业者和普通大众介绍了筋膜手法。我们的学习之旅从筋膜手法的历史开始，接着是筋膜的解剖学和生理学，然后是筋膜手法及其原理。筋膜手法以患者的访谈开始，以筋膜手法治疗结束。整个治疗方案揭示了利用筋膜手法如何帮助读者了解患者的病史，通过案例分析揭示了临床推理背后的思路。这本书可以作为筋膜手法课程的教学指南，可以推荐给参加过筋膜手法课程的学生和从业者，同时对那些想学习筋膜手法的人也会有帮助，本书将提供关于筋膜手法的基本知识和对筋膜手法的理解。希望这本书能激励人们更多地学习和增加他们对筋膜张力网络的理解，以及它与许多肌肉骨骼和内部功能障碍原因的联系，从而最终能提高从业者的技能。正如Luigi Stecco 常说的："一只'知识渊博'的手是强大的治疗工具。"

　　这就是筋膜手法的故事！我们如何使用它？何时使用它？它的好处是什么？当身体和谐地工作时，这只乐队会演奏出最优美的协奏曲。如果一个或多个乐器无法调音，整个管弦乐队的演奏就变成了噪声。我们的任务是维持体内平衡，筋膜手法就可以成为身体的疗愈"调音器"。

　　欢迎来到筋膜手法的世界！

　　我们这本书的"导游"是 Fama，这个名字来自筋膜手法英文"Fascial Manipulation"的缩写。Fama 这个词在拉丁语中也意味着"故事"和"报告"。Fama 会在书中出现并展示重要的思想和临床技巧。

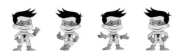

在这本书的编写过程中也有一张像筋膜网络一样为编写提供支持和贡献的"网络"，许多人都为这件了不起的工作提供了帮助。特别重要的是，如果没有 Carla Stecco 博士和 Warren Hammer 的帮助，我们不可能做到这一点，他们用自己的时间和知识为我们提供支持。Elsevier 的工作人员也积极地支持我们的工作。还有 Rita Demetriou-Swanwick、Nicola Lally 和 Julie Taylor，如果没有他们的帮助，这本书将永远无法成为你们——也就是读者们理解筋膜手法这个新领域发展的一个资源。

我们非常感谢 Luigi Stecco，他是对理解筋膜系统和实施治疗方面的先驱。我们对他有着无限的钦佩之情。他眼中的光芒让我们看到了他对这项工作的热情和对筋膜手法正在茁壮发展的喜悦，他的临床经验和科学研究为这种全新的治疗方法奠定了基础，使用他的诊断和治疗方法，患者的很多病变都可以得到很好的帮助。多亏了筋膜手法，许多患者可以成功地从疼痛中解脱，获得了持久的健康。这是 Luigi Stecco 通过我们给予千万患者的礼物，我们很荣幸能成为这个过程的一环节。

最后，我要感谢我的母亲为这个项目提供的所有支持。我要拥抱我的儿子，他在这个漫长而耗时的过程中一直很有耐心。最后，感谢 Anna Nurmio 对我们的帮助和支持。

Tuulia

对我来说，写这本书是一生学习过程的一部分。我感谢许多帮助过我们的人，我想把这本书献给每一位愿意更精确深入地学习和理解人类肌筋膜系统的人。

Mika

最后我们想说:

"若没有精神的共鸣,就无法奏出和谐的乐章。"

列奥纳多·达·芬奇(Leonardo da Vinci)

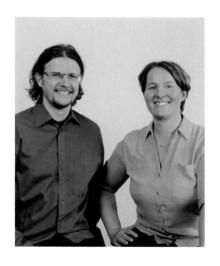

目　录

第 1 章　筋膜手法的历史　1

第 2 章　从临床视角看筋膜解剖学　17

第 3 章　筋膜生理学的临床观点　55

第 4 章　筋膜手法　89

第 5 章　筋膜手法适合处理的肌骨紊乱及功能障碍　151

第 6 章　筋膜手法治疗内部功能失调　171

第 7 章　兽医筋膜手法　183

第 8 章　总结　191

索　引　194

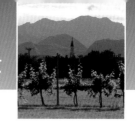

筋膜手法的历史

> *"热忱是最重要的事情，热爱你所做的工作吧！"*
>
> Luigi Stecco

意大利物理治疗师 Luigi Stecco（生于 1949 年）是筋膜手法（FM）的创立者。他年少时的样子是对他的座右铭最好的诠释。当还是个男孩时，他就着迷于脊椎动物解剖学，他曾经解剖了母亲带回家准备做晚饭的一条鱼。在此后的几十年里，他将这种兴趣集中在迄今研究甚少、但无处不在的组织——筋膜上。最终，他将筋膜视为一个系统——一个具有特定重要功能的系统，这引导 Stecco 及其同事创建了一种评估和治疗筋膜功能障碍的方法。

在治疗疼痛和功能障碍方面，Luigi Stecco 致力于发展并教导他人学会如何建立"感知之手（knowing hands）"。具有知识的手是有强大能力的（Manus sapiens，potensest）。不断地实践和学习将提升我们的技能，从而取得更好的治疗结果。通过这种方式，FM 可以成为你开始学习、理解人体的指导（图 1.1）。

FM 的形成开始于 40 多年前 Luigi 还在医院实习时。他开始逐步建立自己的生物力学模型，因为他意识到作为物理治疗师，很多治疗技术效果并不理想，甚至有些完全没有用。他希望能找出一种更好的方法。他开始观察整骨师的工作，发现整骨对患者有帮助。不过，他并不满足于这些技术，于是决定更彻底地探索不同的治疗方法。Luigi 逐渐开创了自己的技术体系——Stecco 式手法，后来被称为 FM。

从 1972 年到 1984 年，Luigi 开始逐步创立自己的治疗技术。这种技术来源于从不同治疗技术中获得的灵感，和从坚持不懈地解剖研究中获取的对解剖功能的深入了解。Luigi 研究了整骨技术，以及认为疼痛可能来自身心因素的放松技术。随后，他研究了精神运动（psychomotricity）、姿态体操及侧重于

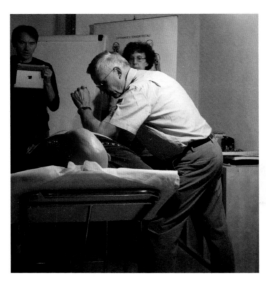

图 1.1 Luigi 在筋膜手法课程中为一位学员治疗

动态平衡和协调的 Vayer 疗法。但他认为临床结果还是不够好。他希望有更好的结果，他想找到一种方法，让治疗师的手变得更有疗愈效果（图 1.2）。

1976 年，Luigi 学习了结缔组织按摩（connective tissue massage）技术，他认为这对有效改善治疗结果极有意义。同时这也加强了他探索结缔组织结构的决心。对 20 世纪 20 年代末期一位德国物理治疗师 Elisabeth Dicke 的研究进行的探索，使 Luigi 更加关注结缔组织的重要性。James Cyriax（希理氏）是骨内科医学之父，Luigi 受他的影响，意识到手法治疗的重要性，并成为横向摩擦按摩（transverse friction massage）专家。横向摩擦按摩和针灸经络知识相结合肯定了 Luigi 在人体张力网上的理论。沿着这个网络所施予的垂直矢量力，引导治疗师理解并对网络中需要治疗的区域进行操作。

Ida Rolf 的研究及 Travell 和 Simmons 在 20 世纪 80 年代初关于扳机点的理论阐述，丰富了 Luigi 对人体张力网的见解。Francoise Mézières 及 Herman Kabat 在运动链（kinetic chains）方面的伟大研究也为 Luigi 的理论提供了很重要的基础。所有先前的研究及取得的良好治疗效果，鼓励他开始整理多年来从临床经验及研究中总结的方法。

对人体的张力网的理解，使 Luigi 在临床取得了良好的治疗效果，因此，

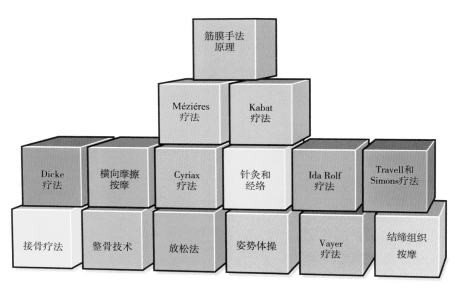

图 1.2　筋膜手法的构建基础

他终于在其第一本书《肌筋膜序列和针灸经络》(*Myofascial Sequences and Acupuncture Meridians*，1987)中分享了他的见解。当时 Luigi 认为，他的治疗取得良好临床效果是因为在结缔组织中释放神经的结果，所以他把这种方法命名为"神经结缔组织技术 (neuroconnective technique)"。这种早期技术是今天已被熟知和传授的 FM 发展的第一步 (表 1.1)。

　　Luigi 不断学习和探索。Chiarugi、Testut、Gray 及 Beninghoff 的解剖研究，激发并深化了 Luigi 对解剖学的理解。1989 年，在第一届肌筋膜疼痛和纤维肌痛症国际研讨会上，他发表了关于肌筋膜单元的观点。在这次会议上，他

表 1.1　Luigi Stecco 的出版物时间表

书名	出版年	语言
Myofascial Sequences and Acupuncture Meridians	1987	意大利文
Pain and the Neuromyofascial Sequences	1990	意大利文
La Manipolizione Neuroconnectivale	1996	意大利文
Fascial Manipulation for Musculoskeletal Pain	2004	英文
Fascial Manipulation Practical Part	2009	英文
Fascial Manipulation for Internal Dysfunction	2013	英文
Manipolazione fasciale per le Disfunzioni Interne—Parte Pratica	2014	意大利文
Atlante di Fisiologia della Fascia Muscolare	2015	意大利文

展示了由肌肉收缩产生的拉力的向量汇合点作为特定筋膜平面中的治疗点的方法。他写道："这些点位的传导痛是由于有关平面的筋膜改变所引起的。"在研讨会上，Luigi 说："如果了解肌筋膜单元的位置，则更容易找到肌筋膜痛的起源。"这个概念就是现在的肌筋膜单元（myofascial unit，MFU）。

MFU 是 FM 中的关键元素（图 1.3）。它由一组运动单元组成，这些运动单元激活单关节和双关节肌纤维，从而使身体部位沿特定方向移动，例如向前运动（在矢状面方向向前运动）。MFU 也包含神经（传出神经、感受器、传入神经）和血管。所有这些组件都连接于筋膜内部，它们负责正常的关节运动。

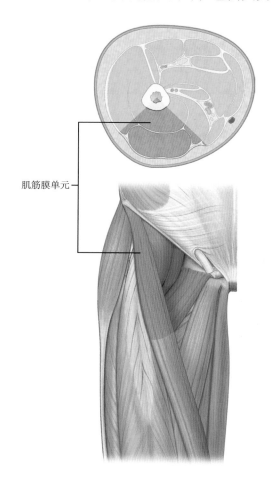

肌筋膜单元

图 1.3　筋膜手法的一个关键单元：肌筋膜单元。图像突出显示区域是 AN-CX：它位于大腿的前部，低于腹股沟韧带，缝匠肌的内侧。AN—前向运动；CX—髋部的区域

由于大脑负责决定运动方向而不是特定肌肉的活动，所以它必须依赖 MFU 传递必要的信息，以允许身体以统一协调的方式运作。大脑只转译运动模式及方向的变化。在运动皮层中，接受控制的是整个区域（例如手、嘴唇或腿部）。这一点对运动功能的理解至关重要。当肌肉通过 MFU 作用时，会沿不同方向以各种方式进行移动（Stecco，2004；Stecco，2009）。

　　为了解释不同的功能障碍，我们需要大脑可以理解的术语和语言。Luigi 使用了节段和 MFU 这类术语，以更简单的方式解释身体，并以更具体的方式发现运动障碍。根据上述信息，为了便于分析，Luigi 提出将身体分为 14 个节段（如颈部节段、肩胛节段和肱骨节段）及其特定的 MFU。每个节段由 6 个 MFU 组成，表示沿 3 个解剖平面上的 6 个运动方向（图 1.4）。

　　Luigi 在其第二本书《疼痛与神经肌筋膜序列》（*Pain and the Neuromyofascial*

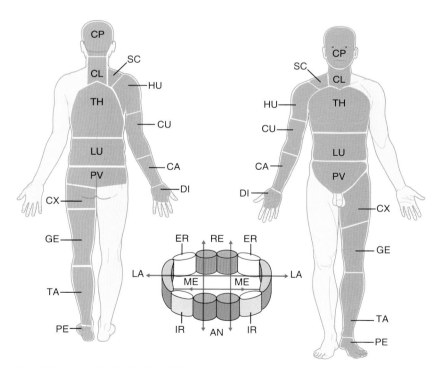

图 1.4　用于筋膜手法所划分节段的整体图片。CP—头部；CL—颈部；TH—胸部；LU—腰部；PV—骨盆；CX—髋部；GE—膝部；TA—踝部；PE—足部；SC—肩带区域；HU—盂肱关节；CU—上臂；CA—下臂；DI—手部；AN—前向运动；RE—后向运动；LA—外向运动或外展；ME—内收；ER—外旋；IR—内旋

Sequences，1990）中，第一次介绍了 FM 治疗过程：数据收集、假设和检查。在这段时间里，他已开始对内脏功能障碍感兴趣了。同时 Luigi 也将 FM 与运动检查结合了起来。为了正确地传达运动检查的结果，需要放弃传统的屈曲和伸展术语。他认为参考空间中平面的运动会更清楚。例如，髋部的屈曲可被更清晰地表达为"髋部的向前运动"，膝部的伸展可以理解为"膝部的向前运动"。

在《神经结缔组织手法》（*La Manipolizione Neuroconnectivale*，1996）一书中，Luigi 确定了 MFU 中的特定区域，它们被称为协调中心（centers of coordination，CC 点），这是进行 FM 治疗的点。CC 点对应 6 个运动方向：前向运动（ante，AN）、后向运动（retro，RE）、外向运动（lateral，LA）、内向运动（medial，ME）、外旋（exteral rotation，ER）、内旋（internal rotation，IR）以及身体节段。例如，RE-CL 是指在颈部向后运动中的功能点（CL = collum）。Luigi 明智地使用拉丁文名称（例如，*coxa*，髋；*genu*，膝），这使得全球从业人员都方便进行沟通。通过这种标识名称（运动 / 节段），CC 点在身体的每个部分中都有命名。例如，AN-CX 表示控制髋部前向运动的点（表 1.2）。

协调中心（CC）是同方向力或肌肉矢量聚集的位置。它位于深筋膜层之间，具有协调同方向的单关节及双关节肌纤维的作用。这是每个 MFU 中矢量作用的区域。通常在 CC 点的远端存在感知中心（the center of perception，CP 点），这是感知关节发生运动的部位。由于 CC 点的致密化，在 CP 处可能有疼痛。这是因为在 MFU 内的同方向力的同步不良，导致对位于 CP 区域的机械感受器有不适当或过度的牵引。由 CC 产生的疼痛可以传导至 CP 区域。对 CP 区域的功能性被动、抗阻或主动测试，即可引起疼痛（图 1.5）（Stecco，2004；Stecco，2009）。

在发表了 1996 年的报告后，Luigi 开始探索另一组称为融合中心（the centers of fusion，CF）的点。这是由于有必要来解释，除了沿着 3 个平面的运

表 1.2　在矢状面、冠状面及水平面的运动方向

矢状面	冠状面	水平面
前向运动（AN）	外向运动（LA）	外旋运动（ER）
后向运动（RE）	内向运动（ME）	内旋运动（IR）

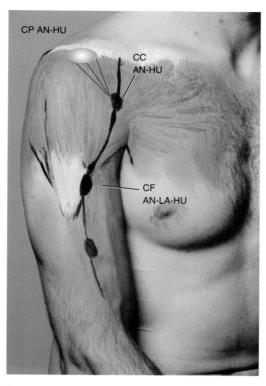

图 1.5　AN-HU 的协调中心（CC）和感知中心（CP），位于三角肌前部。AN-LA-HU 的融合中心位于三角肌前部远程接入处。AN—前向运动；LA—外向运动；HU 是手臂中的点的位置

动，还有复杂的平面间的运动。这些点是 3 个 MFU 的力量交汇点。例如，一个前向 – 外向的 CF 点（AN-LA）将同步 2 个 MFU 及其各自的 CC（AN 和 LA）（图 1.5）。CF 是包含 ER 或 IR 的旋转方向的 MFU。CF 位于支持带，这是关节周围的结构（靠近关节肌腱），而在躯干中是沿着一些肌肉的汇合线。它们通过高尔基腱器（Golgi tendon organs）来同步 MFU 的活动。相比之下，CC 则与肌梭相关联。2002 年左右，旧的"神经结缔组织手法"改称为 FM。

　　Luigi 对解剖学的研究热情，使他非常熟悉达·芬奇（Leonardo Da Vinci；不仅是解剖学家，还有其他成就）的作品。Luigi 还很喜欢 Scarpa 的一些较陈旧的描述。例如，"三角肌有 6 个隔间"，对比现今的 3 个隔间的说法，他觉得以前的分析图更精确地解释了三角肌的功能。因此，在强调功能和筋膜研究

以及探索筋膜与周围肌肉和筋膜层的连续性和连接中，Stecco 的概念有助于解释功能（和功能障碍）的方式，这在简单的现代模型中是不可能的。

2004 年，Luigi 出版了一本理论书籍《肌肉骨骼疼痛筋膜手法治疗》（*Fascial Manipulation for Musculoskeletal Pain*），完整地解释了 FM。在 2009 年，由 Luigi 和他的女儿 Carla Stecco（医师、帕多瓦大学教授）共同撰写了《筋膜手法实践》（*Fascial Manipulation Practical Part*）。许多书籍和研究正在阐述 CC 和 CF 背后的背景、基础和意义。如此使得 FM 成为功能强大且易被接受的方法。

目前，Carla Stecco 仍在进行解剖学的研究，重点在于揭示筋膜层的确切性质、关系和方向。作为骨科医师和帕多瓦大学解剖学教授，她与法国巴黎笛卡尔大学解剖学院和意大利帕多瓦大学合作进行这些研究。Carla 是 Luigi 的两个孩子中较年长者，早期受父亲筋膜研究教育。她可以说是"生于筋膜"。她对筋膜很感兴趣，然而在她进入医院前，她并不完全认同父亲的研究。一些她认为是真实存在的内容，其他医生并不认为具有事实性或重要性。事实上，在非常基础的教科书中，有时会有不正确或不清楚的信息。在确信父亲正处于正确的轨道上之后，她将所有研究重点都放在扩展筋膜知识上。她的目标之一是加强 FM 的科学背景。她的梦想是组织一个强大的团队，对筋膜进行研究（图 1.6）。

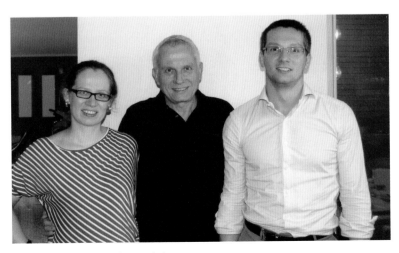

图 1.6　Carla、Luigi 和 Antonio（左至右）

Luigi 的儿子 Antonio 是一位康复科医师。Antonio 曾是一名活跃的运动员，患有复发性轻微创伤。幸运的是，他的父亲根据自己日益丰富的筋膜知识，用手法对他进行了及时治疗。这些早期处置的效果成功说服了 Antonio 在他获得了医学博士学位后，继续研究物理医学和康复。现在他已经成为肌肉骨骼功能障碍超声检查的资深医师，也获得了运动医学博士学位。他与纽约杜鲁大学的同事合作，继续进行手法治疗的力学和临床研究。Antonio 对筋膜研究领域的重大贡献之一是描述了深筋膜的胶原纤维层之间的透明质酸因黏度的改变而引起筋膜僵硬。黏度的增加改变了嵌在筋膜中的机械感受器的动态响应。这被认为是肌筋膜疼痛综合征的机制之一。Antonio 同他的姐姐一样，热衷于研究 FM 科学背景的同时仍继续工作。此外，他还在世界各地教授其他骨科临床医师 FM 的诊断和治疗方法。

Luigi 继续与家人进行探索工作（图 1.7）。他目前正在撰写关于临床使用筋膜手法治疗内部失调效果的论文，这与在肌肉骨骼系统中取得成功的筋膜手

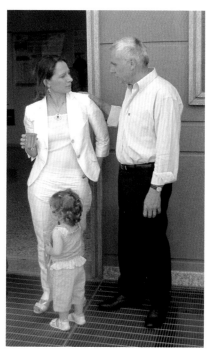

图 1.7　Carla 和 Luigi 在位于意大利 Thiene 的 Stecco 医疗中心前，刚进行了一次筋膜手法课程

法技术相同。Luigi 对心理与筋膜的联系——身心效应也进行了探索。他的研究重点是功能障碍，而不是病理学。因为张力随着筋膜传播，他的研究也围绕着张力和心理的关系。心理因素可以在脏器、系统、锚索、张拉结构与浅筋膜连接中产生影响。Alesandro Lowan 和 William Dryke 对这个有趣的领域进行了研究，Luigi 也以他一贯追求细节完整性的品质对尚未充分了解的筋膜与心理的联系进行了更加深入的探索。已经证明，身体问题可能会对心理产生影响，反之亦然。每当谈论起筋膜及其与身体的联系时，Luigi 眼中都会熠熠生辉。筋膜可以被称为永无止境的网络，同样，FM 的发展也将是永无止境的。热情将使思维保持新鲜，这也将拓展手法治疗的广阔性及其可能性。

Carla 和 Antonio 继续进行筋膜系统等方面的研究，这其中的工作还包括为世界各地专业团体提供研究和治疗策略。他们和其他研究人员不断进行研究并公开成果，逐步增进对筋膜系统、协调及融合中心的理解。FM 作为有效的治疗方式目前已被广泛接受。与早期相比，对筋膜系统特点及功能的学习也已有了长足的进步。Carla 的梦想是组织强大的研究团队，使筋膜系统可以尽可能地像其他解剖系统一样被深入理解。她的专业研究为理解和证明筋膜的解剖和组织学性质。她用解剖、显微镜和电子显微镜，以及其他研究手段来促进理解。她的新书《人体筋膜系统功能解剖图谱》（*Functional Atlas of the Human Fascial System*），由爱思唯尔科学出版社在 2015 年出版，是解剖学史上的一次革命（图 1.8）。她的老师 Raffaele De Caro 在前言中写道："这本图谱是第一本对人体筋膜进行准确描述的书。它重新使用科学的方法来研究人体解剖学。"

Luigi 依然在工作，他总是热切地追踪接受 FM 治疗患者的情况。由于声名远播，患者往往为了求诊会长途而来。常会听到患者说，在相当短的时间内 FM 就消除了他们持续很长时间的身体问题。Luigi 经验丰富，看待问题总能追本溯源，并能够通过手法解决问题，复杂的患者情况和成功的治疗经验又会不断启发他，从而使他保持进一步学习和发展 FM 的热情（Carla Stecco 和 Luigi Stecco 的采访，2013）。有位患者令 Carla 记忆深刻。当她在帕多瓦大学医院工作时，有一位年轻人来求诊。尽管使用了常规的抗炎药物并休息了 2 周，但是严重的背部疼痛仍使他无法工作。患者开始哭泣，说他不能继续休

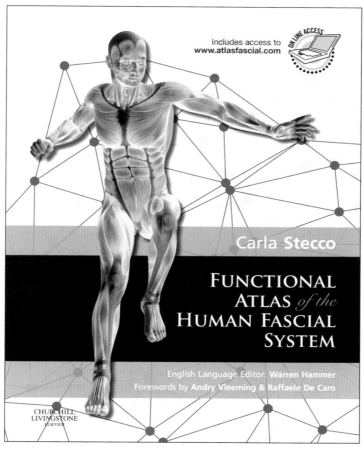

图 1.8　Carla Stecco 的《人体筋膜系统功能解剖图谱》（北京科学技术出版社 2017 年引进出版）

假了。她为患者进行了 FM 治疗，在患者离开诊室时疼痛止住了。他以感激之情拥抱 Carla，Carla 也深切体会到了 FM 的强大。她获得了证明 FM 有效性的真实证据。科学研究的证据虽然必要，但患者眼中的真诚感激更能说服她。如果通过确定正确的点和治疗方法就能解决这种急性疼痛，那么她绝对会这样做（Carla Stecco 和 Luigi Stecco 的采访，2013）。

　　Antonio 喜欢教学，他记得有一位来自巴西圣保罗的患者因疼痛而无法弯腰。在进行动作检查时，这位患者每个方向都存在疼痛。要知道，在教学过程中如果有实际案例的演示总是能令人兴奋。在观众面前让来访患者接受治疗，加上学员们的期望和兴趣，这对所有人都是一项挑战。在这种特殊案例中，Antonio 设法解决了动作功能障碍，那位患者最终向前弯腰时不再疼痛了，背部的运动疼痛也消失了。这些都是教学的亮点，也进一步推动了 FM 理念的传播。

在解剖学研究基础上，Stecco 家族继续改进和扩大动作测试和筋膜功能障碍点触诊检查的组合。掌握正确触诊以确定治疗点对治疗师至关重要。这需要对解剖学的深入了解（图 1.9）。手法治疗技术相对容易掌握，但要确定使用的位置点，需要深刻理解人体生物力学模型和该模型的功能。只有勤奋地学习和训练，才能成功使用这种方法。训练有素的治疗师应该能够选择合适的技术最大限度地帮助患者。如何掌握治疗时机和获得持续效果只能通过练习和研究来优化。治疗师应该尊重希波克拉底的第一项教诲（公元前 460 年）："首先，不要造成伤害（*primum, non nocere*）。"FM 的结果应该是即时的，第一次治疗后，应该有可见的效果。

现在 FM 的标志已经被熟知：被两条蛇缠绕，形似医学象征的阿斯克勒庇

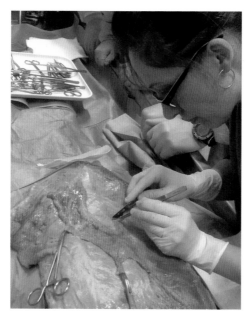

图 1.9 Carla 在帕多瓦大学进行解剖

俄斯（Asclepius）双蛇杖。Luigi Stecco 名字的首字母为"L"和"S"，分别不显眼地纳入标志中，以表彰他的开创性成就（图 1.10）。

　　FM 已在 40 多个国家中被教授，目前每年约有 1000 名新的临床人员接受培训（图 1.11）。最早教授 FM 的老师有 Ergole Borgini、Andrea Turrina、Mirco Branchini、Julie Ann Day、Luca Ramilli、Giorgio Rucli 和 Lorenzo Copetti。现在所有的教师都由 2008 年成立的筋膜手法协会（Fascial Manipulation Association，AMF）进行培训和认证（图 1.12）。这是一个非营利组织，旨在团结所有为改进和推广 FM 而工作的专业人士。AMF 对筋膜、筋膜疼痛和与筋膜相关疼痛的缓解、解剖学和生理病理学领域的研究进行促进和支持。其

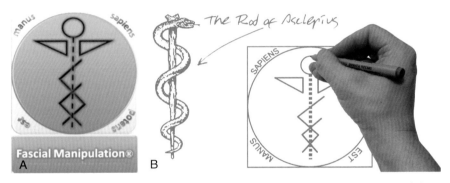

图 1.10　FM 的标识：*Manus sapiens，potens est*。肩胛骨和椎骨柱与 Luigi 名字的首字母"L"和"S"结合在一起。该图灵感来自阿斯克勒庇俄斯的蛇杖

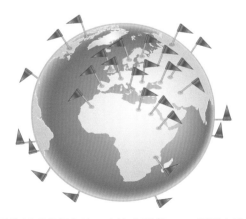

图 1.11　FM 筋膜手法被传播到世界各地。在许多国家，FM 课程由受过训练的教师教授

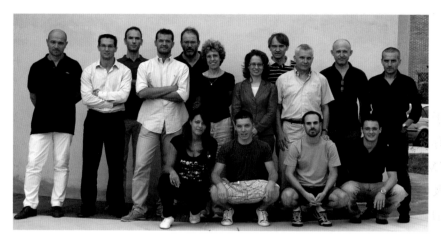

图 1.12　第一批筋膜手法老师。由于这种方法开始于意大利，第一批老师都是意大利人

目标是为所有研究筋膜在肌肉骨骼系统和内部失调以及至今尚未有明确病理支撑的情况提供科学的研究基础。最终，使那些受病痛困扰的人们受益（图 1.13）。

　　许多 FM 老师曾在遇到疼痛和功能障碍问题时，都对"感知之手"有过亲身体验。如 Stefano Casadei，物理治疗师，他在 20 多岁时曾是一名网球名将，但肘部疼痛迫使他离开球场。Stefano 虽然寻求了很多专业人员的帮助，但在来到 Luigi Stecco 诊所治疗前，他几乎已失去了希望。 Luigi 不仅为他解除了肘部疼痛，也点燃了 Stefano 对 FM 的热情。Stefano 注册参加了 FM 培

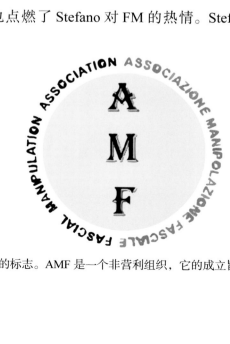

图 1.13　筋膜手法协会的标志。AMF 是一个非营利组织，它的成立旨在团结所有 FM 专业人士

训，并成为一名国际讲师，开始传播这一卓越的治疗方法。Stefano 说，他非常热衷于为每位患者寻求正确的治疗方法。他强调，因为每位患者都是独一无二的，所以工作充满新鲜感。作为治疗师，你必须发现患者病史中的相关部分，以了解疼痛是如何发展的。如果你不明白这一点，治疗随机的点将对患者无济于事。因为每位患者都不一样，所以无法遵守任何具体的计划步骤，而是必须尊重患者的病史，并找到一种用双手来解决问题的方法。

　　FM 教科书（实践和理论）通常是所有 FM 培训的基础。该系列的第三本书涉及内部筋膜功能障碍的诊断和治疗。这本书最初出版于 2013 年，由 Luigi 和 Carla 合著。这三本书均由 Julie Ann Day 翻译成英文，她自己也是经验丰富的 FM 老师，积极开展国际教学活动，并在 FM 研究大会上发表演讲。世界任何地方的医师有关于 FM 方法的问题时，常会向她咨询，她也一直乐意提供帮助。随着 Luigi 的《肌筋膜生理学图解》(*Atlante di Fisiologia della Fascia Muscolare*) 于 2015 年出版，FM 系列图书开始推广。

　　FM 教科书现已翻译成日文、韩文、波兰文、芬兰文、德文、意大利文、英文和西班牙语，短期内将被翻译成葡萄牙文和中文。芬兰物理治疗师 Tuulia Luomala 和 Mika Pihlman 正在开发兽医筋膜手法（VFM），将此方法扩展到动物治疗领域。这些研究人员（图 1.14）正在扩展现有的知识，以便可以通过 VFM

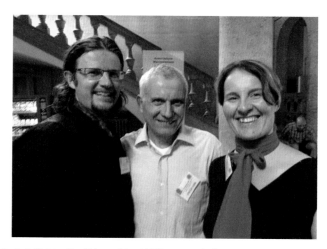

图 1.14　Mika、Luigi 和 Tuulia 参加一年一度的 AMF 大会

使多种动物的功能障碍得到缓解。

　　对于 Luigi 来说，FM 是梦想。世界各地的许多专业研究人员、教师和临床医师正在帮他实现这一梦想。这些不懈地努力使 Luigi 能继续探索双手力量的潜能。他更加确信，知识可以让你自由。

（林时维　译）

参考文献

[1] Stecco, L., 2004. Fascial Manipulation for Musculoskeletal Pain. Piccin, Padua, Italy.

[2] Stecco, L., Stecco, C., 2009. Fascial Manipulation Practical Part. Piccin, Padua, Italy.

[3] Interview of Carla Stecco and Luigi Stecco, Stecco Medical Centrum, Zugliano, Italy, September 14, 2013.

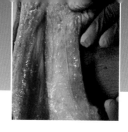

第 2 章

从临床视角看筋膜解剖学

筋膜系统在维持人体功能方面的重要作用越来越受到包括医师、治疗师、运动伤害防护师等软组织治疗专业人士的认可。在世界各地，对筋膜系统的特性和功能感兴趣者正迅速从基础医学研究者扩展到许多医疗领域的专业人士。人们逐渐了解到筋膜的功能，然后开始改变在健身房的锻炼方式，特别是锻炼方法。许多训练师正在根据新的筋膜知识推荐泡沫轴滚动训练和拉伸训练。应用筋膜组织和功能研究结果，可以提高舞蹈、瑜伽、普拉提和武术领域人员运动表现的安全性。不同领域的治疗师正在研究筋膜调整技术并将其整合到常规的治疗方案中。身体内的浅筋膜和深筋膜都可以用手法做直接或间接治疗，也可借助器械治疗。外科医师开始把结缔组织作为外科手术中必须考虑的部分，以促进伤口愈合、组织修复和减少瘢痕，并尽可能降低对筋膜中嵌入的静脉、神经和肌肉的破坏。现在筋膜解剖学的研究已经相当深入，我们一定要把这些知识整合到对人体解剖学的基本认识中。解剖学家也慢慢意识到筋膜不仅仅是一层覆盖物，它实际上是一个感觉器官，负责本体感觉和身体内信息的沟通（图 2.1）。

关于筋膜系统的知识库已经在以惊人的速度扩展。目前，每年大约有1000 项同行评审研究报告发表。加上说明性文章和网络博文，每年文章总数都有几千篇（图 2.2）。实际上，关于筋膜的研究并不新鲜，因为自 20 世纪 60 年代末以来，研究者就已经开始陆续发表同行评审研究报告。在此热潮之前，整骨手法医学创始人 A.T.（1828—1917）在 19 世纪 90 年代末也写过有关筋膜及其治疗的文章（Still A.，1899）。中国古代著作描述的位于皮下大约 1cm（比针灸经络更浅）的经络，称为"经筋"，比针灸经络分布更广泛。相对西方同道，中国古人从不同的视角看待人体解剖学。他们详细地描述了神经和血管的

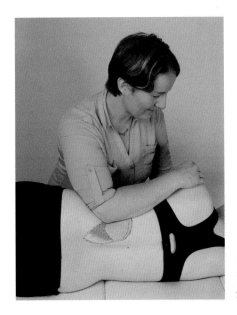

图 2.1 基于解剖基础的筋膜手法治疗。治疗师要做到能用手指或手肘感知筋膜层，必须了解筋膜的解剖结构

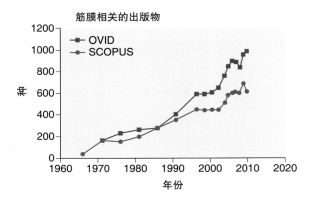

图 2.2 筋膜相关研究的增长

连续性，但并没有关注单块肌肉，而是把这些皮下结构看成一种纵向通道，即"筋"。

　　西方医学则孤立地看待特定节段。例如，肩的问题只根据目前肩部结构知识进行分析和治疗；膝痛也是被作为一种局部问题进行分析，却很少将筋膜系统作为一个统一、连续的结构进行检查。在 19 世纪 50 年代，Jacob 和 Bourgery 的《解剖学》（*Anatomy*）清楚地展示了肌外膜和深、浅筋膜。书中在一些区域用图描画出筋膜（图 2.3）。Testut（1895）、Chiarugi 和 Bucciante（1975）所写的解剖书中也包含一些筋膜的解剖分析。大多数解剖学研究者只把筋膜当作一种疏松结缔组织，填充在一些更有趣和更重要的组织之间。因此，当代解剖学研究的筋膜组织不是新的物质，而是终于被意识到重要性的一个功能性运动系统（Jacob, Bourgery，1850；Schleip 等，2012）。

在 Jacob 和 Still 之后，大约在 1940 年，Mézières、Rolf、Travell 和 Simons 出版了他们的著作，此后形成了新的筋膜研究热潮。接着，在 20 世纪 80 年代，Busquet、Struyf-Denys、Souchard 和 Stecco 开始形成他们自己的筋膜治疗观点。每位研究者都以发展出更高效的诊断和治疗方法为目标，这大大丰富了筋膜的知识库。每种方法都有各自的理论基础，但随着它们之间差异的缩小，人们不断认识到筋膜序列链之间的联系可以更精确地指导病例分析和治疗。认识相互连接的张力复合体是新治疗方法的重点（图 2.4）。Carla Stecco 的开创性著作《人体筋膜系统功能解剖图谱》（*Functional Atlas of the Human Fascial*

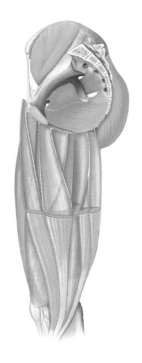

图 2.3　大腿解剖：去除内部肌纤维的筋膜形态

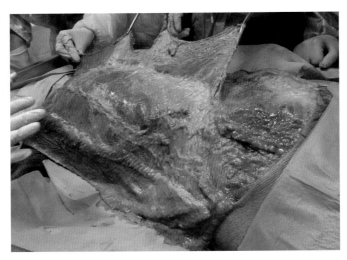

图 2.4 背部筋膜系统的解剖图片

System，2015），第一次明确地诠释了筋膜解剖结构，并提出了合理的命名方法，以供临床医师及研究人员使用。组织学和解剖学研究为 FM 提供了依据。

术语发展史

1983 年，国际解剖学术语（命名）委员会（the International Anatomical Nomenclature Committee）为所有的结缔组织结构建立了一个分类系统。这次命名包括浅筋膜和深筋膜。皮肤下的所有软组织（包括脂肪细胞和脂肪小叶）都被归类为浅筋膜。在腹部，浅筋膜分为两种类型：一种是脂肪层（脂肪细胞多于膜成分），以 Camper 命名；另一种是膜层（膜成分多于脂肪细胞），叫作 Scarpa 筋膜。在浅筋膜下是更深层的深筋膜，它比浅筋膜更致密、更结实。由于术语并没有标准化，研究人员在某种程度上受到了限制（Schleip 等，2012；Stecco C.，2015 b）。

1998 年，解剖学术语联合委员会（Federative Committee on Anatomical Terminology，FCAT，1998）提出了不同的术语。在解剖学术语上，FCAT 仍然具有最高权威。当时的提案是筋膜应该被描述为"鞘，薄片"或其他可分割的结缔组织集合体。2007 年第一次在美国马萨诸塞州波士顿召开筋膜研究大会时，这种多样性和非标准化的术语仍然存在。当时，研究人员和临床医师为了规范术语而召开会议。这是筋膜研究大会的前身，会议聚集了不同的专业人士和研究人员。筋膜研究和试验的必要性显而易见，学会决定每 3 年召开一次会议，回顾这个相对新的领域中的最新研究成果。基于第一次会议获得的成果，大会逐渐发展壮大。

2015 年 9 月，在美国华盛顿特区，第四届筋膜研究大会召开，期间许多不同意见被发表。主要的筋膜研究人员和临床医师在他们各自的领域展示了最新的研究成果并进行了讨论。来自意大利帕多瓦大学的 Carla Stecco 教授展示了她在整个筋膜系统上所做的大量工作，形成了临床实践中筋膜的定义："筋膜是一个鞘，一个薄片，或者任何其他的可以在皮肤下形成的结缔组织的集合体，固定、包裹和分隔肌肉和内部器官。"而一个更通用的、涵盖了筋膜在人体中角色的定义则是："筋膜相互作用，连接，允许不同成分之间的交流，形成一个相互依赖的复合物，即筋膜系统。"研究小组正在努力创造新的、实用的筋膜术语。新术语将涉及筋膜的解剖和功能层面（Stecco C.，2015 b；Stecco 和 Schleip，2015）（图 2.5）。

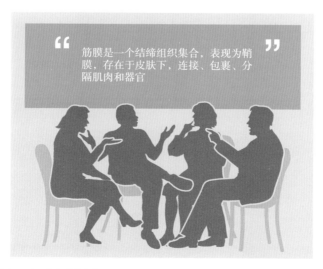

筋膜是一个结缔组织集合，表现为鞘膜，存在于皮肤下，连接、包裹、分隔肌肉和器官

图 2.5　研究人员在一起讨论术语建立

　　为了理解筋膜系统的功能和结构，必须要了解其成分。筋膜最先被认为是结缔组织（FCAT，1998）。Carla Stecco 在《人体筋膜系统功能解剖图谱》一书中强调了筋膜的重要性，这也是第一本分析筋膜连接和成分的解剖图谱。阐明筋膜及其结构的意义并不是一个简单的任务。筋膜无法用一个单一的词语描述，就像不能将坚果和西瓜概括为同一类物质。筋膜系统的成分、排布和功能都有很大的不同。这就是为什么我们需要精确的术语从解剖和功能层面来传达筋膜的含义。

　　从临床的角度来看，我们也需要特定的术语。当治疗患者时，我们的手法到底作用于哪些组织？如何称呼不同的分层？最先接触到的永远是皮肤，而皮肤是一种敏感的结构，包含许多对温度、拉伸、压力和触觉变化做出反应的感受器。听觉、嗅觉、视觉或味觉可能会丧失，但我们可以适应并生存。然而，触觉丧失后果却很严重，几乎无法弥补。我们常使用触觉感受来描述其他的感觉输入，例如，"这音乐真带劲儿！"触觉是我们连接心灵和身体的基础（图2.6）。这些有趣的连接在结合临床和理论知识时很有用。因此，我们需要一个常见的、容易理解的词汇表，这样我们就可以分享、学习和更好地理解这些知识。

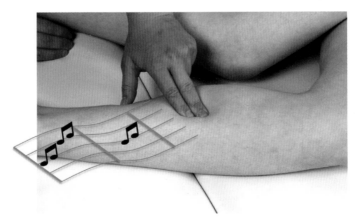

图 2.6　触诊图示

什么是结缔组织

结缔组织（connective tissue，CT）可被认为是连接运动系统和内脏系统的要素。结缔组织固定所有的结构，即把它们连接在一起。每个细胞，从肌肉到神经，从骨骼到皮肤都被某种结缔组织包裹着。这种组织把多个细胞连接在一起形成更加复杂的组织，如器官（如肝）、肌肉和骨骼。组织间隙填充着结缔组织，形成了一个更加疏松和柔韧的环境。简单地说，身体的各个部位都存在着结缔组织，在不同的层面形成三维立体，好像"永无止境"的网络（图2.7）。结缔组织的基本成分有三种：细胞、纤维和基质。

细胞

细胞（图 2.8）具有生物组织的代谢特性，这意味着细胞对人体的所有功能至关重要。成纤维细胞是人体组织中最常见的细胞类型，它们就像人体这个

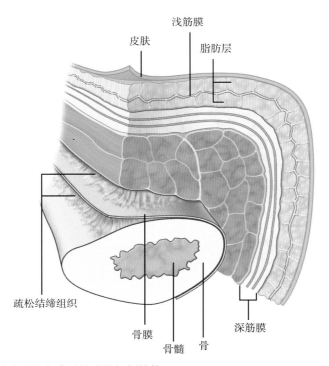

图 2.7　筋膜层图示及从皮肤到骨骼的解剖结构

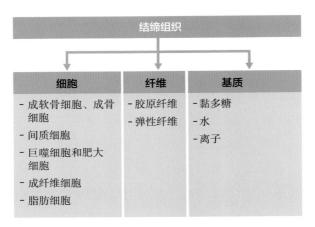

图 2.8 细胞、纤维和基质

大建筑中的单个砖块。胶原纤维和其他的细胞间质〔如黏多糖（GAG），详见后文〕都由成纤维细胞产生。细胞也会对拉伸、压缩、扭转和剪切做出反应。变形（通过触摸）可以改变细胞排列。筋膜手法基于诊断所揭示的问题，从不同的深度、方向和力度进行治疗。Meltzer 等（2010）提出温和的按摩刺激可以加快筋膜组织的修复过程。相反，过激的手法技术则会减缓组织的修复速度（框 2.1）。

结缔组织中含有脂肪细胞。脂肪细胞也可储存在内脏器官中，称为内脏脂肪。脂肪细胞可以分为白色脂肪细胞（单房性脂肪细胞）和棕色脂肪细胞（多房性脂肪细胞）。皮下脂肪细胞紧密附着于胶原纤维含量丰富的浅筋膜上。总之，脂肪细胞可以储存能量且对保温非常重要（Drake 等，2015；Stecco C.，2015）。

纤维

纤维为结缔组织提供了力学基础。它们通过向四周的结缔组织传递力来形成组织的形态。肌内膜是环绕肌细胞的一层膜，由成纤维细胞构成。纤维同样可以传递由肌细胞产生的力量，当应力增大时，纤维也变得更强韧、更厚（Magnusson 等，2010；Schleip 和 Müller，2012）。结缔组织中有两种类型的纤维：胶原纤维和弹性纤维。胶原纤维具有柔韧性，但仅在其抗拉强度范围

成纤维细胞在伤口愈合中也有重要作用，涉及纤维细胞接受刺激诱发成纤维细胞有丝分裂。在急性损伤中，如小腿肌肉拉伤，结缔组织与其他组织一样受损。出血、水肿和周围组织渗出液体后，炎症反应开始。前列腺素、缓激肽以及其他激素类物质在此过程中尤为重要。一旦炎症反应放缓，成纤维细胞便聚集在伤口周围促进组织修复（Butler，2000；Stecco C.，2015a）（图 2.9）。

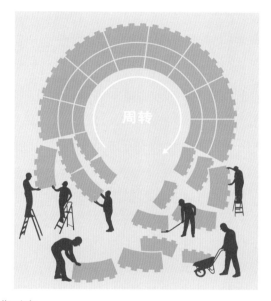

图 2.9　组织修复周期示意

内。迄今为止，已经被鉴别和描述出的不同类型的胶原蛋白有 28 种。胶原蛋白是结缔组织中的主要结构蛋白，约占人体蛋白总量的 35%（框 2.2）。几乎 90% 的肌肉胶原蛋白可以在肌束膜中被找到（肌束膜是围绕肌细胞束或肌纤维束的结缔组织）（McCormick，1994；Müller，2003）。

胶原纤维通常沿着机械载荷的主要方向排列，但在病理情况下，胶原纤维会变得非常致密，可能形成病理交联，造成功能障碍，损害正常的组织反应。胶原纤维的寿命取决于胶原蛋白的类型。为了描述胶原纤维的寿命，研究人员使用"周转时间"来表示生化循环。这是测量需要多长时间才能填满或清空一个特定营养库的方法。据估计，人类胶原蛋白的周转时间为 300 ~ 500 天。在动物实验中，这一时间不同。例如，老鼠不同部位的胶原纤维的周转时间变化较大：肠道 20 天，肝脏 30 天，肌肉 50 天，肌腱 110 天（Gerber，1960）。老鼠的新陈代谢比人类快得多（估计快 7~10 倍）。因此，这些发现与人类的研究结果没有直接可比性（Carano 和 Sicialini，1996；Stecco C.，2015）。

　　弹性纤维比胶原纤维更薄，在胶原纤维周围形成一个三维网络。弹性蛋白是一种让胶原蛋白能够承受拉伸和扩张的蛋白质。弹性纤维和胶原纤维不是平行的。它们彼此穿插又螺旋环绕，形成了一个三维交互的超级结构，给整个组织基质提供了力量和弹性（Kannus，2008；Stecco C.，2015）。筋膜手法以一种特殊的方式在结缔组织上制造机械载荷，因此治疗师的操作可以影响胶原纤维和弹性纤维。这就成了人体细胞再生过程的一部分。这个过程持续改变细胞，而治疗师正是通过接触（机械载荷）参与了这一过程。创伤、劳损和使用不当会使纤维产生功能失调，产生异常的纤维应力传导模式。

基质

　　基质为组织提供了黏性和可塑性（同胶原纤维和弹性纤维一样）。基质由水、细胞外蛋白质、黏多糖和蛋白聚糖组成。基质本身是一种凝胶状物质，包括纤维外基质。换句话说，胶原和弹性纤维创造了之前提到的三维网络，而周围的基质填补了其中的空隙。由基质和纤维组成的实体被称为细胞外基质（ECM）。

　　蛋白聚糖和黏多糖相互作用。黏多糖是一种长链多糖，附着于蛋白聚糖的核心蛋白。已经鉴别出的黏多糖有 7 种：透明质酸（HA）、硫酸软骨素 -4、硫酸软骨素 -6、硫酸酯、硫酸皮肤素、硫酸肝素和肝素。细胞外蛋白可以稳定蛋白聚糖的聚合，形成了一种瓶刷样（bottle-brush-like）结构（图 2.10）。在疏松结缔组织中，HA 是最常见的黏多糖。事实上，因为没有硫酸根，它并不是一种典型的黏多糖，其分子链结构长且坚固。HA 为皮肤提供水分，使肌肉、肌腱和筋膜之间可以相互移动。HA 也参与伤口的愈合过程。黏多糖有一个负电荷，能吸引水从而形成一种水合凝胶。这种凝胶具有膨胀性和黏弹性，可控制各种代谢产物的扩散（Schleip 等，2012；Stecco C.，2015）。

结缔组织的分类

正如前面提到的，结缔组织有许多种类，可以根据密度或规律性进行分类（图 2.11）。疏松结缔组织（loose connective tissue，LCT）和致密结缔组织（dense connective tissue，DCT）是两种主要的类型。这两种类型的结缔组织在

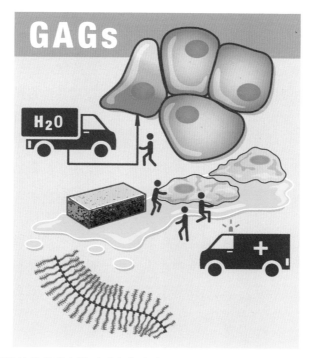

图 2.10　形如瓶刷样结构的黏多糖吸引水分子进入细胞

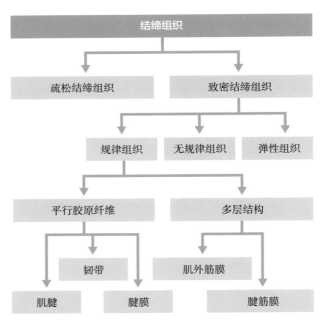

图 2.11　结缔组织的分类

解剖学和功能上都紧密相连。

　　疏松结缔组织，也被称为蜂窝组织，是最常见的结缔组织类型。它在人体中无处不在，在肌肉、筋膜层、器官、静脉、神经和其他组织之间都能找到。它具有双重作用：将所有组织连接在一起，并允许组织和层之间相互滑动（图2.12）。2015 年，法国的手外科医师 Jean-Claude Guimberteau 用植入皮下的小摄像机拍下了活体组织的第一个视频。他的发现证明了筋膜层之间的疏松结缔组织的重要性及其弹性（Guimberteau 等，2015）。疏松结缔组织的主要成分是成纤维细胞和少量脂肪细胞。脂肪细胞的功能是填充间隙及促成滑动。当脂肪细胞聚集在大叶中储存时，通常被称为脂肪组织。胶原蛋白是疏松结缔组织中最重要的成分，尽管弹性纤维也存在于疏松结缔组织中。纤维向各个方向延伸，形成一个疏松的网络。疏松结缔组织有一定黏稠度，这取决于黏多糖的相互作用、pH 值的改变以及温度（Stecco C., 2015a）。横向摩擦生热可改变疏松结缔组织的黏稠性。

　　虽然机械性能很重要，但疏松结缔组织保证氧气、营养和代谢物的扩散作用

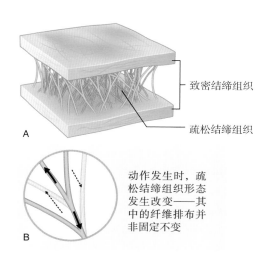

致密结缔组织

疏松结缔组织

动作发生时，疏松结缔组织形态发生改变——其中的纤维排布并非固定不变

图 2.12 疏松结缔组织存在于筋膜层之间，并且是最常见的结缔组织类型

也至关重要，它是识别和清除抗原、细菌和其他病原体的第一道屏障，但对代谢物的影响仍然有待甄别和量化。Tom Findley 在 2015 年第四次筋膜研究大会上的闭幕发言提到：“未来的筋膜研究领域之一将是代谢、呼吸，以及它们与筋膜的关系。”

致密结缔组织是一种用于远距离力传导的完美基质，并为疏松结缔组织提供锚点，使疏松结缔组织可以固定其他组织，例如心包膜和胸骨之间的胸骨心包韧带。总之，致密结缔组织的胶原坚固强韧。简单地说，胶原蛋白越多，形成的组织就越坚固。根据相应的机械载荷，致密结缔组织中每一层内的胶原纤维平行排列，例如小腿的跟腱。致密结缔组织有肌腱、韧带和深筋膜（框 2.3）。在深筋膜中，单层内胶原纤维互相平行，但不同层的纤维走向不同。这种结构使力可以在多方向、多平面中进行传导（Benetazzo 等，2011；Purslow，2010）。此外，机械载荷和张力使胶原蛋白的合成增加，以增强其抗载荷应力。长期重体力劳动者与其他人相比其组织从感觉和外观来说都不一样。筋膜网与身体的肌肉结构结合，它们使每个人的外观和动作模式都不同——我们经常通过动作模式来辨认熟人（Magnusson 等，2010）。

肌肉张力通过疏松结缔组织以及更强韧的“筋膜桥”作用于深筋膜上，这就产生了力传导（框 2.4）（Findley 等，2012）。37% 的肌肉附着点与筋膜

框2.3

　　髂胫束（iliotibial band, ITB）是致密结缔组织的典型代表。它是一个从髂骨走行至胫骨的带状结构。然而其解剖结构并非如此简单。首先，由于解剖学家在不同尸体标本上看到的情况不同，因此不同解剖书对它的描述也不尽相同。确实，ITB 看上去是位于大腿外侧纵向走行的致密结缔组织，但其实它是大腿筋膜及阔筋膜增厚的一部分，并非所谓的"带状结构"。阔筋膜包裹整个大腿而非只包裹大腿外侧。髂胫束和阔筋膜实质上是同一个结构的不同部分，只有用手术刀才能将其分离（Stecco A 等，2013a）。其次，更有趣的是，在儿童或长期使用轮椅的人身上，髂胫束的发育并不完全或不够坚韧；另一方面，长跑运动员、足球运动员和举重运动员的髂胫束却十分发达，这种发达甚至达到可视化的程度。这也说明了髂胫束只有在经过重复应力的刺激后，才有可能在外部被观察到，这一点 Reuell 也曾提到过（2015）。同样，Franklyn-Miller 等发现髂胫束在矢状面的运动中（屈髋）可承受的载荷最大。阔筋膜以及增厚部分髂胫束的形成似乎都与载荷有关，因此，这也是致密结缔组织在如何传导力和如何在载荷下发育的极好例子（图 2.13）。

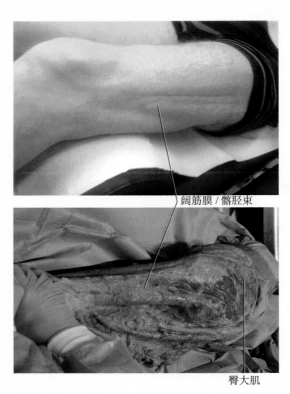

阔筋膜 / 髂胫束

臀大肌

图 2.13　髂胫束。上图为一位 70 岁的曾为奥林匹克运动会划船运动员的髂胫束外观。下图为阔筋膜的解剖图片

框 2.4

以下是一个关于筋膜力传导的临床案例。Kevin 是一位 54 岁的木匠，工作至今，长期搬运重物，但在 2 年前抬起一个重物时，他听到自己右髋出现一声弹响。接下来的 6 个月内，他的髋部和腹股沟区域出现疼痛，并逐渐加重。右髋出现间歇性疼痛，深蹲加重；右腿股四头肌区域紧张，拉伸后无减缓。Kevin 5 年前曾有过下背痛，但他认为这与此次髋和腹股沟区域的疼痛无关。在髋节段动作检查中，Kevin 内旋受限伴轻度疼痛；骨盆节段外旋动作僵硬，左侧活动受限但无疼痛；右膝 90° 屈曲弓步测试出现疼痛，疼痛发生在屈膝终末端。骨盆和下肢肌力测试整体评分 4/5。治疗主要在向外运动序列链上，即右侧髂胫束以及臀大肌和臀中肌之间的区域。治疗腰方肌双侧，并治疗内收肌以进行平衡（随着此书的阅读，你将了解到术语 LA-LU bi、LA-PV rt、LA-GE rt、ME-GE rt 的含义）。治疗后，Kevin 可以无痛进行深蹲，髋部内旋动作改善，膝关节可以全范围内屈曲。肌力测试 5/5。Kevin 主诉治疗后觉得活动更有力且动作更顺畅了。通过缓解 Kevin 腰椎、骨盆和大腿的失衡的张力，他的肌肉募集更加精准，本体感觉功能显著恢复（图 2.14）。

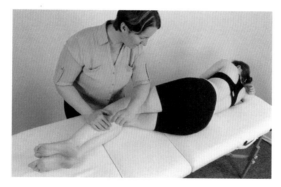

图 2.14　大腿区域的治疗，侧卧，协调中心 LA-GE 点（此图为示意图）

Lieberman 等（2006）论证了臀大肌作为筋膜张量的观点。臀大肌 80% 的纤维附着于阔筋膜及阔筋膜增厚的部分髂胫束。阔筋膜像长裤一样包裹大腿所有肌肉，可观察到它是一层较厚的、白色的结缔组织，类似于腱筋膜（Benninghoff，1994；Stecco A. 等，2013a）。骨盆、髋和大腿区域的协同激活与肌筋膜系统紧密相关，力的传导通过腱筋膜（阔筋膜）发生（Langevin 等，2011）。臀大肌和臀中肌由肌外筋膜覆盖，位于其间的疏松结缔组织允许肌外筋膜与肌肉之间相互滑动，协调这些肌肉的收缩。在 Kevin 这个案例中，处理他的骨盆节段、髋节段和大腿区域帮助其恢复了髋部功能。你可以假设髋部是问题根源，进而引起骨盆、髋、膝的代偿。至少，筋膜手法提供一种逻辑思路，而不是像常规疗法针对痛处进行治疗。Antonio Stecco 的解剖研究（2013）证明了臀大肌和阔筋膜之间的解剖和功能关系。在 6 例尸体标本中，臀大肌的肌外膜与胸腰筋膜后层的最浅层、骶结节韧带和阔筋膜相连。

层相连，而非骨骼或肌腱（Smeulders 等，2005）。这些附着点像船帆一样工作，当它们向一个角度拉扯时就给了船一个方向和力。举一个人体中这种连续性的例子：三角肌的前束向肱二头肌延伸。肱二头肌的筋膜向下延续形成肱二头肌腱膜，覆盖部分前臂屈肌，并附着于深筋膜上。在筋膜手法中，融合中心（CF）点就是位于支持带和"筋膜桥"位置。"筋膜桥"在本书的第 3 章中会详细介绍。CF 点中包含大量的本体感受器，CF 点出现致密容易导致本体感受器被抑制，因此治疗 CF 点在恢复肌筋膜系统中本体感觉和力传导至关重要。

筋膜层

筋膜的各层都不相同，有自己的排布和成分。例如，浅筋膜是松散、不规则的，而深筋膜是一个规整的纤维层。浅筋膜由相互交织的胶原纤维组成，这些胶原纤维松散且混杂有丰富的弹性纤维。浅筋膜的膜层将脂肪小叶分开（图2.15）。肿胀、过敏和免疫应答反应可能会出现在这一层。浅筋膜的深度从皮肤下几毫米到 2cm 不等。机械性刺激感受器在浅筋膜和深筋膜中都存在。由于组织的深度、神经的位置、筋膜张力的大小以及对神经系统的整体影响不

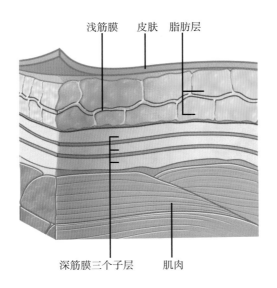

浅筋膜　　皮肤　脂肪层

深筋膜三个子层　　肌肉

图 2.15　筋膜层图示

同，筋膜手法对浅筋膜与深筋膜的治疗方法也有所不同。

　　根据方向、成分、结构和位置，可将深筋膜分为腱筋膜和肌外膜筋膜。腱筋膜由 2～3 层平行的胶原纤维组成（图 2.16）。子层之间有一层薄薄的疏松结缔组织分隔。腱筋膜覆盖整个肌肉群并将它们连接起来。它还覆盖了四肢的肌肉以及腹侧、背侧躯干的部分肌肉。肌外膜筋膜则覆盖单独一块肌肉。在四肢以及躯干的部分区域腱筋膜可在肌外膜上滑动。腱筋膜和肌外筋膜都有传导力的作用。包裹肌束的肌束膜与每块肌肉外面的肌外膜紧密相连。肌束膜中含有肌肉内首要的本体感受器——肌梭。小范围内的深层滑动摩擦手法对深筋膜的作用更明显（框 2.5）。深筋膜的深度从几毫米到几厘米不等。总的来说，深筋膜厚度范围是 0.5～1mm（Stecco 等，2015）。

　　筋膜分层结构也存在于包裹、环绕着器官的内部筋膜中。结缔组织以不同形式包绕着神经、血管和腺体（图 2.18）。内脏筋膜的结构与肌肉中肌束膜和肌外膜结构相似，如心脏的心包膜和肺部的胸膜。根据 Luigi Stecco（Luigi Stecco 和 Carla Stecco，2014）的描述，内部筋膜可以分为三种类型：内脏筋膜、管性筋膜和腺体筋膜。可以在颈、胸、腹和骨盆区域找到这些薄层。颈部区域，咽、喉部环绕的结缔组织为内脏筋膜，而颈动脉、颈静脉周围的结缔组织则为管性筋膜，甲状腺和甲状旁腺筋膜为腺体筋膜。正如 Luigi Stecco 所解释的那样，这些筋膜，作为一个协调的网络，促进了器官间的同步工作；内部筋膜连接并覆盖着器官。筋膜协调着肌肉骨骼系统与器官（Stecco L.，2014）（图 2.19）。

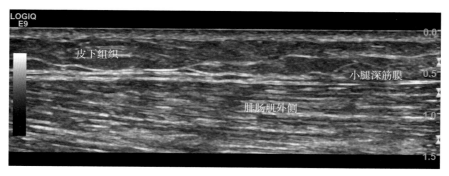

图 2.16　小腿区域分层情况超声图示（感谢 Jouko Heiskanen，MD. 提供的照片）

筋膜手法可以用于治疗浅筋膜和深筋膜，但主要是用于治疗深筋膜及其失调问题。治疗师在触诊时用手感受组织层，找到致密区域。因此，通过触诊确定治疗的层面及部位。治疗师须牢记，浅筋膜所在的深度从皮下几毫米到 2cm 不等；深筋膜所在的位置同样是从皮下几毫米至几厘米不等（图 2.17）。

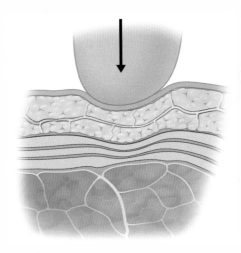

图 2.17 手指通过组织层施加压力

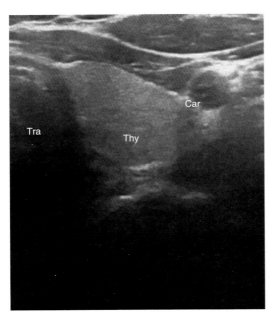

图 2.18 甲状腺超声影像。可以看到甲状腺（Thy）、气管（Tra）和颈动脉（Car）（感谢 Jouko Heiskanen，MD. 提供的照片）

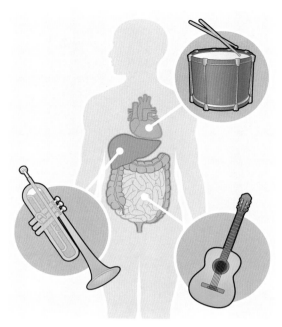

图 2.19　内部器官及其筋膜连接可被看作是管弦乐队中的各种乐器。要演奏一场美妙的音乐会，它们必须协调、和谐地合作

透明质酸（HA）

　　HA 在人体中无处不在（图 2.20）。从骨膜到皮肤，HA 存在于所有的结缔组织中。例如，美容行业使用 HA 使皮肤看起来更年轻、更润滑、更具弹性。在肌肉骨骼系统中，HA 也无处不在，尤其是在腱膜筋膜子层之间、深筋膜和肌肉之间、环绕肌束的疏松结缔组织内、肌肉中的筋膜层——即肌外膜、肌束膜和肌内膜（图 2.21）。

　　我们把分泌 HA 的细胞称为筋膜细胞（fasciacytes）。筋膜细胞不仅存在于深筋膜内，也存在于支持带中。HA 的功能之一是充当润滑剂（维持正常组织的黏稠度），允许以上所提及的筋膜层之间相互滑动。HA 的另一功能是保护肌肉。细胞外基质中也发现了 HA。星状细胞对组织的愈合必不可少。当组织受损时，HA 可刺激肌肉星状细胞增殖。损伤后（如腘绳肌拉伤），愈合过程总是从炎症开始。在简化模型中，炎症就像在建新楼的工人，如果你想要建造

肌纤维　　　　　　　　　　　　　　　脂肪组织

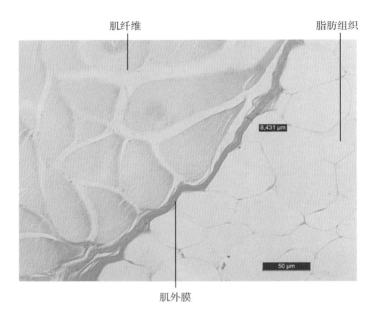

肌外膜

图 2.20　肌细胞中含有 HA，肌外膜中还有丰富的 HA。通过阿尔辛蓝染色后，可在显微镜下观察到（Stecco，2013）

一个稳固的建筑，首先必须建立新的、坚实的基础。炎症促进了这一过程，HA 的作用之一是打开组织空间，使细胞可以通过。炎症如同工人，HA 是一个控制单元，允许货物在建筑工地中的运输。HA 不仅在损伤恢复过程中作用显著，在组织胚胎发育、修复和再生过程中同样也扮演着重要角色。在伤口愈合的早期，筋膜细胞会分泌大量 HA，刺激卫星细胞的增殖。

　　一定量的水分（液体）对细胞的功能至关重要，特别是在细胞承受机械应力时，如拉力产生的张力会引发的细胞内压增高。水的含量也会影响到基质的形态（即凝胶 - 溶胶现象）。低含水量意味着更偏固态，这会增加胶原纤维之间的摩擦，限制其移动的能力。黏多糖的变化，包括其主要成分 HA 的变化（框 2.6），会导致疼痛、炎症和功能丧失（Stecco C.，2015）。

　　HA 在血管和神经外周区域也有着重要功能。在血管区域，特别是静脉周围、神经周围的血管区域，功能正常的 HA 允许这些结构上的筋膜和疏松结缔组织充分滑动。这种关系类似于深筋膜和肌肉之间的关系。滑动不足可能导致神经和血管卡压。HA 对关节的润滑和维持其正常功能也很重要；HA 是关节

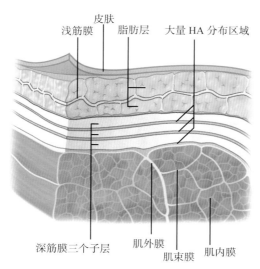

图 2.21　富含 HA 的深筋膜层

滑液的主要润滑物质（Stecco A 等，2011）。

　　黏滞性的改变可导致运动受限、肌肉僵硬、疼痛，最终引起炎症。与其他细胞一样，黏多糖细胞也有特定的周转期，HA 的周转期为 2 ~ 4 天，而黏多糖细胞的寿命为 7 ~ 10 天。因此，患者保持主动运动很重要。不活动或静态活动，如每天坐在电脑前几小时，是导致基质质变和量变的高危因素（Stecco，2015）。FM 治疗目标是恢复组织间的黏弹性特性，带走基质中多余的 HA。深层摩擦将打破 HA 链之间的病理交联，使细胞外基质更加有弹性和灵活性。筋膜发生致密化的主要原因是创伤、手术、劳损或滥用，导致 HA 小分子聚集，引发炎症和黏滞度增加。游离神经末梢、机械性刺激感受器的正常工作是肌肉无痛运动的基础，黏滞度的增加会对此产生影响，导致僵硬、疼痛和活动受限。HA 分子链开始缠结，浓度和黏度增加，最终妨碍筋膜和肌肉之间的正常

框 2.6

　　HA 是筋膜手法应用中的关键成分。细胞外基质的变性及其对筋膜造成的影响被认为是引起肌筋膜疼痛的原因（Stecco 等，2011）。筋膜手法作用于 HA，在局部特定位置上施加压力和摩擦力，是筋膜手法有效的主要原因。

滑动。升高温度（40℃）或恢复纤维间的滑动可打开 HA 链之间的缠结。不幸的是，如果针对软组织的处理方法重在提高温度，只能实现短期的缓解。只有提供足够的压力和摩擦力才能改变筋膜层之间的滑动特性。这已经通过超声影像证实（图 2.22）（Luomala 等，2014；Stecco A. 等，2013b）。

支持带

如前所述，支持带的治疗在筋膜手法中相当重要。支持带是 CF 点的分布部位，并且是筋膜中机械性刺激感受器中含量最丰富的区域。支持带一词起源于拉丁文中的 "retinere"，表示约束物、膜类网状物（框 2.7）。支持带被描述为固定器官或组织位置的结构，或者是一个胶原纤维相互交叉的网络。支持带是位于关节（如膝、踝、肘、腕）附近的结缔组织束。支持带类似韧带，但其成分和功能有所不同。韧带由规则的结缔组织组成，连接骨两端，是稳定关节

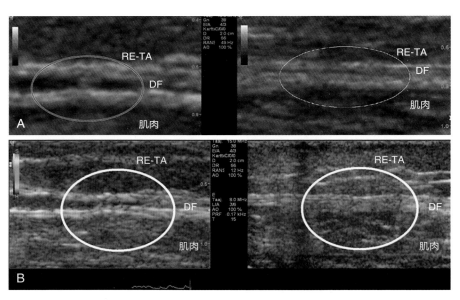

图 2.22　超声影像下的致密化的 CC 点。（A）RE-TA 点的超声成像。RE-TA 是一个协调中心，位于腓肠肌外侧筋膜上。（B）RE-TA 点的弹性成像。左侧显示治疗前情况，右侧为治疗后。弹性成像中蓝色代表组织僵硬（黏滞性发生变化），绿色代表组织中僵硬的部分，而红色代表组织柔软富有弹性的组织（Luomala，2014）

框 2.7

　　韧带和支持带结构并不相同。韧带（源于拉丁文 *ligamentum*，意为"捆绑"），连接骨两端，是一种抗拉力结构，其纤维排布沿着同一牵引力方向。支持带（源于拉丁文 *rete*，意为"网"），其胶原纤维根据牵引方向呈多方向排布。

的结构。支持带是深筋膜的加强结构，附着在关节囊、骨骼、肌腹和肌腱上，也可与浅筋膜相融合（图 2.23）。

　　支持带由几层胶原纤维组成，各层的纤维走向不同（类似于腱筋膜的分层情况）。它们的纤维网络相互交叉，同时子层间又相互独立滑动。支持带子层之间的滑动对于关节本体感觉输入和减轻疼痛非常重要。支持带以螺旋链模式延续，沿着多条筋膜 CF 序列，形成螺旋链。在筋膜手法中也提到螺旋链的治疗，将在第 4 章中讨论（Stecco C.，2015a）。

　　从以往的观点来看，支持带被认为是被动性组织。腕和踝关节支持带是人们最熟悉的支持带结构，被认为起到稳定肌腹和肌腱的作用。从 Vesalius 时代起（1543），支持带被认为是一种滑轮系统，后来又被认为是载荷剪切传递

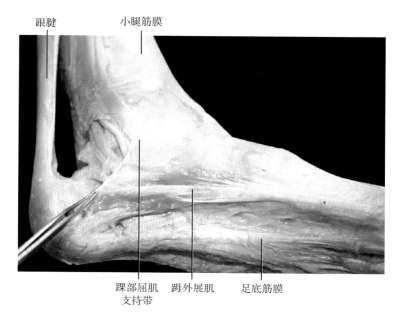

图 2.23　踝关节支持带的解剖图片，显示筋膜连接及支持带区域的排布（Stecco，2013）

系统（Powers 等，2006）。作为滑轮系统，支持带稳定肌腱，同时强化肌腱功能。解剖观察发现，支持带并不主要是作为肌腹和肌腱的被动稳定或滑轮系统。相反，支持带是由三层胶原纤维组成的结构，子层间通过细胞外基质能够相互独立滑动。如果支持带只是为了稳定肌腱，为什么会有这么复杂的结构？作为滑轮系统，单层结构（如韧带）已经足够。

支持带的复杂结构也揭示了其功能的复杂性。另一个解剖学上的有趣发现是关于支持带的神经支配。支持带是筋膜中神经支配最丰富的区域，富含游离神经末梢、鲁菲尼小体和帕西尼小体。显然，它们不仅仅具有被动稳定的作用。支持带应该被看作是一个感知关节运动的独特的本体感觉器官。支持带与肌肉和骨骼均有联系，这使得支持带能够感知骨骼运动和肌肉收缩。支持带中的结缔组织系统使其具有稳定作用。但支持带复杂的多层结构和丰富的神经支配，使其同样也作为一种本体感觉器官，而不仅仅是一个被动的稳定系统（Stecco 等，2010）。

伸肌支持带的三层组织学结构作为一种解剖滑轮系统，亦存在于身体其他部位（Klein 等，1999）。但是，也存在支持带具有其他功能假设的观点。

1. 足部伸肌上的支持带位于小腿部下 1/3 处，此处的肌腱不像下支持带部位那样需要稳固。

2. 如果下支持带只是为了限制移动，那么其所有的纤维都会附着于骨骼而不是后侧筋膜（框 2.8）。

3. 在膝关节周围，髌骨支持带和腘窝支持带不具有任何将肌腱固定于骨骼的功能。

4. 在腕部，腕横韧带限制屈肌肌腱，而屈肌支持带可以在韧带上方独立滑动。

所有的关节均有支持带。支持带与肌腱相连，随着时间的推移，或多或少可见它们受载荷影响形成的排布。

肌肉－肌筋膜力传导的中心

肌肉组织产生力量。在细胞水平，肌细胞是最小的筋膜相关结构，它也被

框 2.8

　　许多研究人员试图以不同方式对踝关节支持带进行定义。Stecco（2010）进行了 27 例踝关节解剖研究。研究中，对 7 名健康受试者、17 名踝关节扭伤患者和 3 名截肢患者做了磁共振成像（MRI）检查。这项研究表明，踝关节支持带是深筋膜增厚的部分，这也可以解释为什么这么多人以不同的方式来定义这个结构。现在踝关节支持带更多地被认为是一个动态结构。应力使它变强韧和变厚，而制动使它变薄。纤维走行和神经支配的研究支持了这种观点。根据大小不同，支持带总体上包含着人体中数量最多的机械性感受器。因此，踝关节扭伤后，恢复这一重要结构的功能非常关键。此外，检查时应确定踝关节扭伤后是否通过小腿筋膜、阔筋膜对腿部、骨盆造成了影响。创伤的机制会指导治疗师了解损伤的顺序——如何检查和如何恢复损伤部位的本体感觉和运动。基于筋膜手法（FM）的研究，支持带并不是像肌腱一样稳定关节的静态结构，而是关节局部空间本体感觉筋膜的加固部分。

　　以下是一个典型的 FM 治疗案例。Catherine，55 岁，物理治疗师，有自己的公司。除工作外，她喜欢打排球和慢跑。她的主诉是，左腿力量不足，有种"打软"的感觉，尤其是在打排球跳跃的时候。10 岁时有一次打排球，她的左侧踝关节外侧韧带撕裂，用了一年的时间才康复。在随后的几年里，她并没有感觉到脚踝疼痛，但是多年来，她断断续续觉得左侧下肢的膝关节和小腿痛。运动检查和触诊检查证实了这是源自她左足螺旋链的紊乱。治疗从足到膝和骨盆。经过几次 FM 治疗后，她的腿恢复了平衡，再也没有出现过疼痛。这是一个典型案例，体现了旧的损伤是如何引起当下疼痛的。大部分主诉包括身体上的不适、关节不稳、运动不受控制等。FM 的伟大贡献之一是评估和治疗筋膜运动链（图 2.24）。

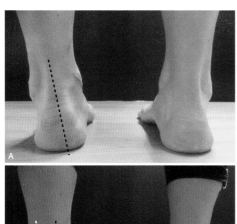

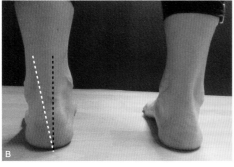

图 2.24　（A）FM（筋膜手法）治疗前，黑色线表示跟骨方向。（B）治疗后，白色线表示跟骨原来的方位，黑色线表示治疗结果

称为肌纤维。之所以被称为筋膜相关结构是因为每个肌细胞都被筋膜包裹，称为肌内膜，它与周围组织紧密相连。肌细胞形成肌细胞束——纤维束（肌束），被肌束膜包裹着。单个肌纤维被肌内膜包裹。包裹整块肌肉的筋膜称为肌外膜。致密结缔组织包括肌束膜和肌外膜，而肌束膜是最致密的结缔组织（Drake 等，2015）（图 2.25）。

　　肌细胞（肌纤维）由更小的肌原纤维组成。肌原纤维包括肌节，由肌动蛋白、肌球蛋白和肌联蛋白丝组成。这些结构只有在显微镜下才能被识别。这些肌原纤维蛋白相互作用使肌肉收缩。当肌纤维收到来自神经系统的刺激（动作

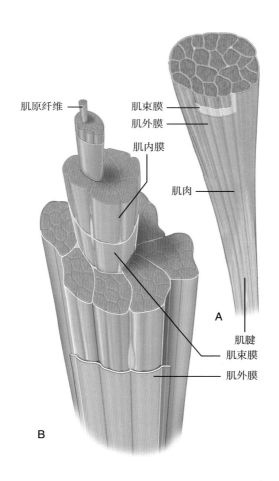

图 2.25　肌肉的筋膜系统——筋膜的连续性

电位）时，会产生收缩。这种电刺激导致 Ca^{2+} 从肌浆网中被释放出来，接着 Ca^{2+} 使肌动蛋白和肌球蛋白头接触。只要有 Ca^{2+} 和 ATP，肌球蛋白头就会连接于肌动蛋白分子，连接、释放、再连接（Davies，1963）。

　　肌细胞的电刺激通过运动神经元传递。运动神经元分为两种：上运动神经元和下运动神经元。上运动神经元起源于运动皮层，终于脊髓。下运动神经元起源于脊髓、脊髓灰质前角、前神经根或脑干颅神经核。下运动神经元（α 运动神经元）止于肌内膜的运动终板。一个运动神经元及其支配的所有肌细胞被称为一个运动单元。一个运动单元控制的肌细胞数量为 100 ～ 200 个。不同肌细胞的神经支配不同。精细运动肌肉的运动神经元只支配少数肌纤维。例如，眼轮匝肌的每个运动神经元可能只支配 5 个肌细胞；而臀大肌的每个运动神经元可能支配 2000 个肌细胞。也就是说，单个运动神经元可以支配含有大量肌细胞的肌肉用于保持姿势和大动作。运动单元是最小的功能单位（Hamill 和 Knutzen，2009；Knierim，1997）（框 2.9；图 2.26）。运动单元的收缩特性是由它的肌纤维结构特性决定的。运动纤维被分为 3 个亚组：慢氧化收缩、快氧化收缩和快糖酵解收缩。当电刺激到达运动终板时，会以特定运动单元的相似的生化和组织学特性激活所有的肌纤维（Scott 等，2001）。

肌梭

　　肌梭是肌肉系统中主要的本体感受器，它的被膜存在于肌束膜中，延伸至肌外膜。当肌肉收缩时，有两种来自中枢神经系统的运动神经元会影响肌肉：α 运动神经元负责肌肉收缩（构成运动单元）；γ 运动神经元的主要作用是调控梭形细胞。从中枢到肌肉 31% 的运动输入由 γ 运动神经元传导，这也证明了梭形细胞的重要性。当肌肉收缩，甚至当肌肉处于被动收缩状态时（如保持张力、运动、弹性损失、肌肉长度不变、肌肉的空间位置、肌肉长度的变化率），肌梭向中枢传递信息。

　　筋膜手法的一个重要作用是使梭形细胞的功能正常化。

　　一个运动单元就是 α 运动神经元及其支配的梭外肌纤维。梭形细胞主要存在于肌腹中，由梭内肌纤维和一个包含着感觉神经的非收缩性中央区域组

当我们谈论神经肌肉功能时，运动单元是基本术语之一。运动单元的功能与肌梭有关。在筋膜手法中，所有控制某一运动方向的运动单元叫作肌筋膜单元（见第 4 章）。

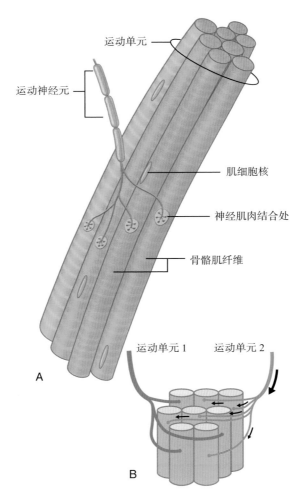

图 2.26   肌细胞形成肌肉和运动单元

成，该感觉神经向中枢传递信号。γ 运动神经元是另外一种与 α 运动神经元并行、激活肌肉的神经元。α 运动神经元激活梭外肌纤维，使肌肉收缩发力，而 γ 运动神经元调控梭形细胞的梭内肌纤维。γ 运动神经元通过收缩细胞的极性末梢（polar endings），牵拉非收缩性区域，刺激感觉神经，这使得肌梭维持收缩。γ 传出脉冲由牵拉反射机制（γ 环）产生，可以激活运动单元收缩。例如，当一条腿在湿地板上打滑时，另一条腿会努力恢复直立的姿势，主要是通过共同激活 α 和 γ 运动神经元。在这种情况下，肌梭起着至关重要的作用（见第 3 章）（图 2.27）。

筋膜的神经分布

肌肉骨骼系统的主要感受器是本体感受器（机械性感受器）。它们感知机械形变，向中枢神经系统发送神经冲动。机械性感受器是筋膜系统的一部分（框 2.10）。许多研究表明了筋膜层里机械性感受器的重要性，尤其是神经支配丰富的深筋膜的中层和浅层（Schleip 等，2012；Stecco 等，2007；Stilwell，1957；Tezars 等，2011；VanDerWal，2009）。

鲁菲尼小体或神经末梢和梅克尔触盘是慢适应触觉感受器。它们只感受长时间的刺激。梅克尔触盘在指尖、手、唇和外生殖器非常丰富。鲁菲尼小体末梢存在于真皮、韧带、肌腱和筋膜深处，对肌肉运动引起的牵拉最敏感，尤其是四肢或手指的运动。迈斯纳小体（触觉小体）是快适应触觉感受器，一有刺激它们马上就被激活。它们存在于无毛发生长的皮肤部位。帕西尼小体仅感知大范围的压力，是快适应感受器，存在于真皮、皮下组织、肌腹、肌腱和关节内。鲁菲尼小体和帕西尼小体在筋膜和支持带中均存在（Stecco，2012）。

游离神经末梢都是没有被膜的树突，广布于身体各处。它们作为感受器，除了感受压力外，它们还感知温度、痒及其他一些触觉。大多数的游离神经末梢传递疼痛（Tortora 和 Derrickson，2011）。现代研究者称其为伤害性感受器，而不再是疼痛感受器。伤害性感受器发送脉冲到中枢神经系统（自下而上模式），在这个过程中添加其他信息，如情绪、记忆和期望等。这些信息共同决定了人体是否能感知到疼痛。伤害性感觉并不总是引起疼痛反应，同样，疼痛也可以由非伤害性原因引起。疼痛是主观的体验，并且人体没有专门感知疼痛的感受器。疼痛的反应取决于中枢神经系统赋予脉冲的值。痛感只存在于大脑，因此"由上至下模式"更合理（Butler，2000）。

胶原纤维包绕和黏附在小体被膜和游离神经末梢中。鲁菲尼小体、帕西尼

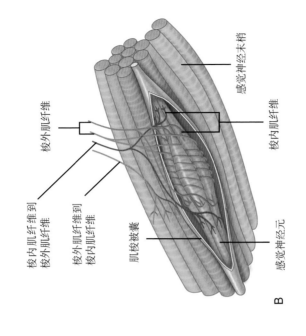

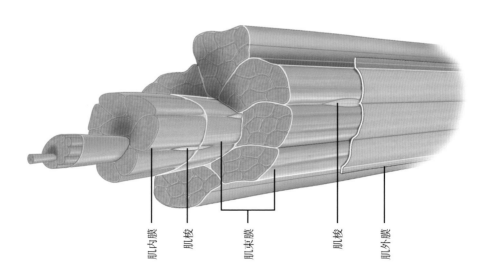

图 2.27 （A）肌梭作为肌筋膜系统的一部分，位于肌束膜和肌外膜之间。（B）肌梭由筋膜覆盖

框 2.10

　　在筋膜系统中有很多感受器，如鲁菲尼小体、帕西尼小体和游离神经末梢。筋膜手法着重于对肌梭和腱梭（GTO）的治疗。维持这些感受器的正常功能需要筋膜有足够的张力，即正常的基底张力。筋膜张力失衡会改变这些感受器的活动，筋膜手法改变感受器周围局部的组织黏滞性，使感受器的功能恢复正常。机械性感受器变性可能会影响本体感觉功能和中枢神经系统的反应，而这种改变会通过所涉及的运动单元影响到肌张力；或者通过自主神经系统产生反应。因为鲁菲尼神经末梢与交感神经系统有着密切的联系。下丘脑和流体动力学也会刺激机械性感受器，尤其是鲁菲尼小体和游离神经末梢（Schleip 和 Müller，2012）。

小体和游离神经末梢也存在于筋膜层之间。游离神经末梢的数量可能比其他机械性感受器多出 7 倍（图 2.28）。这也说明了筋膜层作为感觉系统的重要性，感知我们的运动和触觉。游离神经末梢能感知温度、机械性刺激和伤害性感

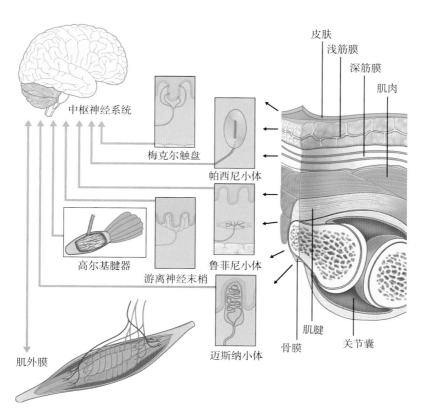

图 2.28　机械性感受器

觉。一些研究表明，筋膜产生的疼痛比肌肉产生的疼痛更严重。人们会用不同的词语来描述疼痛。筋膜疼痛通常被描述为刀刺样、恼人的尖锐刺痛或有跳动的感觉，而肌肉疼痛则被描述为钝痛、酸痛（Schilder 等，2014）。这表明，不同解剖部位可以产生不同的感觉反馈。经验丰富的治疗师会在他的诊断检查过程中利用到这点。

神经的相关筋膜架构与肌肉相似。神经干周围包裹着神经外膜，神经元外包裹着神经内膜。正如肌肉外面包裹着的是肌外膜，肌束外面是肌束膜，肌纤维外面是肌内膜一样（图 2.29）。从脑脊膜到脊髓膜再到外周神经束膜，筋膜具有连续性。外周神经有三种：感觉神经 43%；运动神经 17%；交感神经 40%（Shepherd 和 Abboud，1977）。在一条神经干（如坐骨神经）上，同时存在传出和传入轴突，所以冲动传输有两种方式。但是每个神经细胞只能发送一个方向上的冲动。感觉神经纤维一般比运动神经纤维多，所以输入到大脑的信息比从大脑输出的更多。如果把一条神经比喻成伦敦的地铁网络，那么中枢神经系统功能就是将整个欧洲的地铁网络连在一起。一条地铁隧道只能朝一个方向运输，把人们从一个地方送到另一个地方；同样，神经系统就是输送和接收整个身体信息

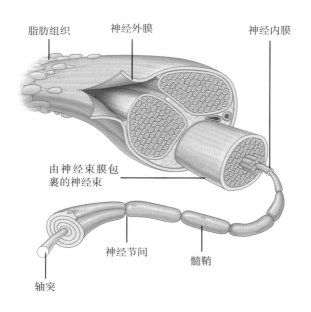

图 2.29　神经结构

的通道。

筋膜网络紧张和功能失调会改变筋膜系统的分布，并影响嵌入其中的神经网络。浅筋膜和深筋膜中层是神经支配最丰富的部位（连同支持带）（Tezars 等，2011）。浅层组织富含游离神经末梢。游离神经末梢与胶原纤维相垂直，因此牵拉肌肉和筋膜很容易刺激到这些感受器。组织的功能决定了感受器的数量。通过本体感觉系统进行的力传导在我们身体的各部位都是必要的，并且决定了机械性感受器可用的数量和肌筋膜链的数量。另外，组织黏弹性的变化也会改变机械性感受器的激活（Stecco C.，2015a）。

结缔组织的功能

结缔组织的解剖和它的功能是相适应的。现代医学倾向于把人体看成是由不同部分和系统组成的集合体。尽管这种观点便于过滤信息，但是忽略了系统的整体功能作用。而经络和肌肉链等概念从一个更复杂和实用性的角度将身体连接为一个整体（Langevin，2006）。筋膜手法结合了节段和系统，并以此作为整体功能的元素。我们身体的问题不会从一个区域跳到另一个区域，而是沿着身体信息交换通道和功能网络进行传播的（框 2.11）。

筋膜也参与机械传导（细胞将机械刺激转化成电 - 化学活动的机制）。细胞感知和解读来自筋膜的张力和机械力。持久和长时间的机械力会重塑结缔组织。假设细胞有"记忆"。已经在人类和猿类身上做过感觉剥夺的研究，结果证明"触觉"是灵长类动物生存的要素。那么记忆和感觉可以被储存在筋膜里吗？我们的结缔组织具有生物电效应，可以通过细胞间交流或者组织可塑性反应完成。这种组织间的相互作用可能在辨识我们身体的病理变化中起到重要作用，也有可能引导我们在看似不相关的部位和系统中找到创伤导致的长期后果。例如，患者的胃部症状有可能与下背痛有关（Langevin，2006）。治疗和触摸可以影响身体的运动能力和筋膜层之间的黏滞性（框 2.12）。筋膜手法利用这些概念，通过松解功能失调部位来改善力的传导（Luomala 等，2014；Siddhartha 等，2009）。

筋膜层的构造与身体发育息息相关，这个过程发生在人生的每个阶段。张

框2.11

　　这里列举一个关于筋膜功能网络在肩关节区域疼痛或僵硬的例子。当检查肩关节或其他关节时，不仅要检查关节，也要检查周围组织，如肌肉、韧带和筋膜。一个肩关节全范围运动检查是检查肩肱节律。举个例子，假设肩胛骨固定不动，肱骨只能活动 90° ~ 105°。如果进一步外展完成肩关节全范围运动，那么整个上肢的肌筋膜系统功能就必须处于一种协调状态。在大多数肩关节创伤或过度使用中，为避免疼痛就会产生代偿。肩胛骨活动增加，部分肌肉过度激活或抑制，本体感觉改变。患者也表现出明显的不协调。那么肌筋膜系统就会需要更多能量、耐力和力量而导致邻近部位，如颈部、肩部、肘部或腕部过度使用。在筋膜手法治疗和触诊检查前，进行动作检查时这些失调是看得见的（图 2.30）。

　　一位 51 岁的店主，左侧肩关节区域疼痛、僵硬，活动受限。肩关节屈曲 145°，外展110°，手摸背测试（the hand- behind-back-test）不能触摸到她的臀部（表明肩关节内旋和后伸受限）。她的疼痛在 5 ~ 6 个月前开始加重，疼痛评分达到 7/10（VAS）。她主诉夜间疼痛会影响睡眠，同时伴有左侧前臂疼痛和左腕关节僵硬。最后僵硬蔓延到双侧颈部并偶尔出现头枕部痛。1 年前的一次跌倒导致其前臂骨折（左桡骨折），制动 1 个月。现在我们假设她过去的损伤（桡骨骨折和长期制动）可能导致肩部和颈部代偿性疼痛。

　　FM 肌筋膜序列链触诊检查发现患者前臂前侧和外侧以及颈部区域的致密化。最强烈疼痛和最致密点（协调中心和融合中心）位于前臂远端和腕支持带。用 FM 治疗前臂和腕部后，她的肩关节疼痛立刻减轻，活动增加。接受 3 次包括颈部治疗后，她的头痛消失，肩关节活动恢复了。有趣的是，她的肩关节疼痛是由代偿引起的，因此并未直接进行治疗。

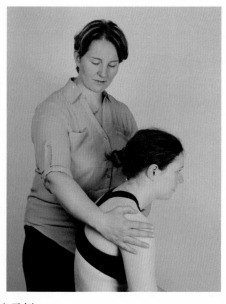

图 2.30　肩胛骨动作检查示例

框2.12

　　中国的传统武术，如太极拳、气功，或者印度传统瑜伽训练对身体的运动系统均有益，因为它们都采用低冲击力、低压力的流畅动作，并且在关节的全范围运动中同时强调呼吸的节律。这些传统运动，尤其是中国的这些传统运动，提倡通过日常锻炼来避免"气"的运行停滞。中医理论中的经络、穴位和肌肉-肌腱连接结构（也被称作经筋）等创建了人体组织连续性的概念，但分布更广泛，走行更表浅（大约皮下 1 cm）。现代解剖知识也证明了这些结构的组织定位可能就是深筋膜（Deadman 等，1998）（图 2.31）。

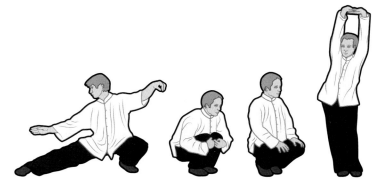

图 2.31　太极拳运动示例

　　力持续地增强筋膜系统。在研究人体筋膜解剖时，这些现象显而易见。人的生活方式和经历都会体现在身体状态上。每个人的身体都是独一无二的，这就是为什么代偿和功能失调非常多变。正因为如此，我们在治疗时需要考虑患者经历过的创伤、手术和其他功能障碍。可以说，筋膜手法是把解剖知识转化为临床智慧的方法。

（陈婷　喻晓荣　译）

参考文献

[1] Benetazzo, L., Bizzego, A., De Caro, R., Frigo, G., Guidolin, D., Stecco, C., 2011. 3D reconstruction of the crural and thoracolumbar fasciae. Surg. Radiol. Anat. http://dx.doi.org/10.1007/s00276-010-0757-7.

[2] Benninghoff, A., 1994. Makroskopische Anatomie, Embryologie und Histologie des Menschen. Elsevier. http://dx.doi.org/10.1159/000147570.

[3] Butler, D., 2000. The Sensitive Nervous System. Noigroup Publications, Adelaide, Australia.

[4] Carano, A., Sicialini, G., 1996. Effects of continuous and intermittent forces on human fibroblasts in vitro. Eur. J. Orthod. 18 (1), 19–26.

[5] Chiarugi, G., Bucciante, L., 1975. Istituzioni di Anatomia dell'uomo, 11th ed. Vallardi-Piccin, Padova.

[6] Davies, R.E., 1963. A molecular theory of muscle contraction: calcium-dependent contractions with hydrogen bond formation plus ATP-dependent extensions of part of the myosin-actin cross-bridges. Nature. http://dx.doi.org/10.1038/1991068a.

[7] Deadman, P., Al-Khafaji, M., Baker, K., 1998. A Manual of Acupuncture. Journal of Chinese Medicine Publications. Eastland press. England.

[8] Drake, R., Wayne Vogl, A., Mitchell, A.D.M., 2015. Gray's Anatomy for Students, third ed. Churchill Livingstone.

[9] Federative Committee on Anatomical Terminology, 1998. Terminologia Anatomica.

[10] Findley, T., Chaudry, H., Stecco, A., Roman, M., 2012. Fascia research—A narrative review. J. Bodyw. Mov. Ther. 16 (1), 67–75.

[11] Franklyn-Miller, A., Falvey, E., Clark, R., et al., 2009. The strain patterns of the deep fascia of the lower limb. Fascial Research II: Basic Science and Implications for Conventional and Complementary Health Care. Elsevier.

[12] Gerber, G., 1960. Studies on the metabolism of tissue proteins. 1. Turnover of collagen labeled with prolineTJ-C14 in young rats. J. Biol. Chem. 235, 2653–2656.

[13] Guimberteau, J.-C., Armstrong, C., Findley, T.W., 2015. Architecture of Human Living Fascia. Handspring Publishing.

[14] Hamill, J., Knutzen, K., 2009. Biomechanical Basis of Human Movement. Williams & Wilkins.

[15] Jacob, N.H., Bourgery, J.M., 1850. Atlas of Human Anatomy and Surgery. Traite complet de l'anatomie de l'homme. Taschen.

[16] Kannus, P., 2008. Structure of the tendon connective tissue. Scand. J. Med. Sci. Sports 10 (6), 312–320.

[17] Klein, D.M., Katzman, B.M., Mesa, J.A., Lipton, F.L., Caligiuri, D.A., 1999. Histology of the extensor retinaculum of the wrist and the ankle. J. Hand Surg. 24 (4), 799–802.

[18] Knierim, J., 1997. Neuroscience Online an Electronic Textbook for the Neuroscience. University of Texas. http://neuroscience.uth.tmc.edu/s3/index.htm.

[19] Langevin, H., 2006. Connective tissue: a body-wide signaling network? Med. Hypothesis. http://dx.doi.org/10.1016/j.mehy.2005.12.032.

[20] Langevin, H., Fox, J.R., Koptiuch, C., Badger, G.J., Greenan-Naumann, A.C., Bouffard, N.A., et al., 2011. Reduced thoracolumbar fascia shear strain in human chronic low back pain. BMC Musculoskelet. Disord. http://dx.doi.org/10.1186/1471-2474-12-203.

[21] Lieberman, D.E., Raichlen, D.A., Pontzer, H., et al., 2006. The human gluteus maximus and its role in running. J. Exp. Biol. http://dx.doi.org/10.1242/jeb.02255.

[22] Luomala, T., Pihlman, M., Heiskanen, J., Stecco, C., 2014. J. Bodyw. Mov. Ther., 462–468.

[23] Magnusson, S.P., Langberg, H., Kjaer, M., 2010. The pathogenesis of tendinopathy: balancing the

response to loading. Nat. Rev. Rheumatol. 6, 262–268.

[24] McCormick, R.J., 1994. The flexibility of the collagen compartment of muscle. Meat Sci. http://dx. doi.org/10.1016/0309-1740(94)90035-3.

[25] Meltzer, K., Cao, T., Schad, J., King, H., Stoll, S., Standley, P., 2010. In vitro modeling of repetitive motion injury and myofascial release. J. Bodyw. Mov. Ther. 14, 162–171.

[26] M€uller, W.E.G., 2003. The origin of metazoan complexity: porifera as integrated animals. Integr. Comp. Biol. http://dx.doi.org/10.1093/icb/43.1.3 DOI:10.1093%2Ficb%2F43.1.3.

[27] Powers, C., Chen, Y.-J., Farrokhi, S., Lee, T., 2006. Role of peripatellar retinaculum in transmission of forces within the extensor mechanism. J. Bone Joint Surg. Am. 88 (9), 2042–2048. http://dx.doi.org/10.2106/JBJS.E.00929.

[28] Purslow, P., 2010. Muscle fascia and force transmission. J. Bodyw. Mov. Ther. http://dx.doi. org/10.1016/j.jbmt.2010.01.005.

[29] Reuell, P., 2015. Understanding the IT-Band. http://news.harvard.edu/gazette/story/2015/08/ understanding-the-it-band/.

[30] Schilder, A., Hoheisel, U., Magerl, W., Benrath, J., Klein, T., Treede, R.D., 2014. Deep tissue and back pain: stimulation of the thoracolumbar fascia with hypertonic saline. Schmerz. http://dx. doi. org/10.1007/s00482-013-1373-3.

[31] Schleip, R.,Muller, D., 2012. Training principals for fascial connective tissue: scientific foundation and suggested practical application. J. Bodyw. Mov. Ther. http://dx.doi.org/10.1016/j. jbmt.2012.06.007.

[32] Schleip, R., Findley, T., Chaitow, L., Huijing, P., 2012. Fascia: The Tensional Network of the Human Body. Churchill Livingstone.

[33] Scott, W., Stevens, J., Binder–Macleod, S.A., 2001. Human skeletal muscle fiber type classification. Phys. Ther. http://ptjournal.apta.org/content/81/11/1810.

[34] Shepherd, J.T., Abboud, F.M., 1977. Handbook of Physiology. Sect 2, Vol. III, Part 2. pp. 623–658.

[35] Siddhartha, S., Shah, J., Gebreab, T., Yen, R.-H., Gilliams, E., Danoff, J., et al., 2009. Novel applications of ultrasound technology to visualize and characterize myofascial trigger points and surrounding soft tissue. Arch. Phys. Med. Rehab. 90, 1829–1838.

[36] Smeulders, M., Kreulen, M., Hage, J., Huijing, P., van der Horst, C., 2005. Spastic muscle properties are affected by length changes of adjacent structures. Muscle Nerve. http://dx.doi. org/10.1002/mus.20360.

[37] Stecco, C., 2015a. Functional Atlas of the Human Fascial System. Churchill Livingstone, Elsevier.

[38] Stecco, C., 2015b. Anatomical Concept of Fascia. Fascial Research IV.

[39] Stecco, C., Schleip, R., 2015. A fascia and the fascial system. J. Bodyw. Mov. Ther. Available from, https://www.researchgate.net/publication/284513539_A_Fascia_and_The_Fascial_System. http://dx.doi.org/10.1016/j.jbmt.2015.11.012.

[40] Stecco, C., Stecco, A., 2012. Deep fascia of the lower limbs. In: Schleip, R., Findley, T., Chaitow, L., Huijing, P. (Eds.), In the book: Fascia – The Tensional Network of the Human Body. Churchill Livingstone Elsevier.

[41] Stecco, L., Stecco, C., 2014. Fascial Manipulation for Internal Dysfunction. Piccin.

[42] Stecco, C., Gagey, O., Belloni, A., et al., 2007. Anatomy of the deep fascia of the upper limb.

[43] Second part: study of innervation. Morphologie 91, 38–43.

[44] Stecco, C., Stern, R., Porzionato, A., et al., 2011. Hyaluronan within fascia in the etiology of myofascial pain. Surg. Radiol. Anat. 33, 891–896.

[45] Stecco, A., Wolfgang, G., Robert, H., Fullerton, B., Stecco, C., 2013a. The anatomical and functional relation between gluteus maximus and fascia lata. J. Bodyw. Mov. Ther. 17, 512–517.

[46] Stecco, A., Gesi, M., Stecco, C., Ster, R., 2013b. Fascial components of the myofascial pain syndrome. Curr. Pain Headache Rep. 17, 32.

[47] Stecco, A., Stern, R., Fantoni, I., De Caro, R., Stecco, C., 2015. Fascial disorders: implications for treatment. PM R. http://dx.doi.org/10.1016/j.pmrj.2015.06.006.

[48] Stecco, C., Macchi, V., Porzionato, A., Morra, A., Parenti, A., Stecco, A., et al., 2010. The ankle retinacula: morphological evidence of the proprioceptive role of the fascial system. Cells Tissues Organs. http://dx.doi.org/10.1159/000290225. www.karger.com/cto.

[49] Still, A., 1899. Philosophy of Osteopathy. A.T. Still.

[50] Stilwell, D.L., 1957. Regional variations in the innervation of deep fasciae and aponeuroses. Anat. Rec. 127, 635–653.

[51] Testut, L., 1895. Traite d'Anatomie Humaine—Tome 3. Doin editeur, Paris.

[52] Tezars, J., Hoheisel, U., Wiedenh€ofer, B., Mense, S., 2011. Neuroscience 194, 302–308.

[53] Tortora, G., Derrickson, B., 2011. Principles of anatomy & physiology. Organization, support and movement, and control systems of the human body. 13th edition. John Wiley & Son.

[54] Van der Wal, J., 2009. The architecture of the connective tissue in the musculoskeletal system— an often overlooked functional parameter as to proprioception in the locomotor apparatus. Int. J. Ther. Massage Bodyw. 2 (4), 9–23.

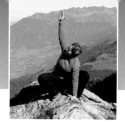

第 3 章

筋膜生理学的临床观点

我们身体中许多结构的机制与筋膜有关。筋膜很容易被想象成一种建筑物结构的形式，就如同大教堂的拱门或连接小岛与大陆的桥梁（图 3.1，图 3.2）。筋膜可以在短距离、长距离上传递力量，如同汽车从桥上行驶通过。这些桥，即筋膜层，使人体的运输系统更方便快捷。深筋膜负责力传导和本体感觉，而疏松结缔组织作为滑动系统，位于筋膜层及其他结缔组织之间，以保持组织的整体硬度和滑动能力。筋膜不只是包裹和支撑器官、肌肉的物质，目前也被认为是一种能与中枢神经系统（central nervous system，CNS）相交流的感觉器官。

近来的研究在如下领域扩展了对筋膜重要作用的理解：如神经系统、热调节控制系统及免疫反应。皮下组织及其周围脂肪组织形成了对于感官和免疫系

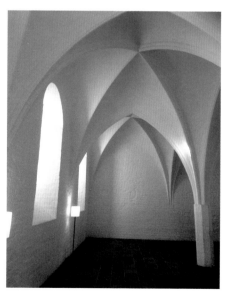

图 3.1 芬兰 Hämeenlinna Castle 拱门

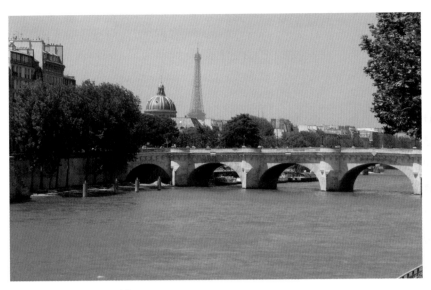

图 3.2   筋膜层像一座桥梁一样

统功能十分重要的纽带（Stecco，2015）。筋膜的结构、成分和形态与它在人体内的功能相适应，根据这种认识，筋膜不再只是人体中的单纯构造。

筋膜和力的传导

筋膜有不同的形态，也就形成了其功能的多样性。基本上，筋膜的结构组成、排列和连贯性决定了其生理功能。深筋膜由腱筋膜（aponeurotic fascia）和肌外筋膜（epimysial fascia）组成。腱筋膜在肌外筋膜上滑动，并在一定的距离内进行力传导。肌外筋膜也能够进行力传导，但与深筋膜相比，仅在局部较短距离传导。肌外筋膜与腱筋膜"大哥"对比相对更薄，但它们均是具有多层结构的致密结缔组织。最大的不同是，肌外筋膜紧密地附着于肌肉上。从筋膜手法的角度来看，腱筋膜把不同节段连接到一起，而肌外筋膜则在运动单元（肌肉）内进行力传导。许多研究者发现了类似的研究结果，显示筋膜的力传导作用（Findley 等，2015；Huijing 和 Baan，2008；Patel 和 Lieber，1997；Purslow，2010）。Cruz-Montecinos 等学者（2015）的研究也证实了力是通过协同肌群和肌筋膜组织之间的连接来传递的。

　　腱筋膜是一种桥形传力结构，但用有两块活动肌肉和一个被动结缔组织连接的模块形容则过于简单，并不能代表筋膜系统的实际功能。重点在于组织间具有连续性而非单个的结构。肌腹、肌腱和筋膜均没有明确的单一起止点。肌肉是一个连续的复合体，其中红色部分富含肌肉纤维；其他部分则发白，主要是结缔组织。Luomala 等（2015）在动物研究中已经证明了这种复杂的结构（图 3.3）。腱筋膜并非将其他不同的结构捆在一起的一块结缔组织。深筋膜分为不同的子层，在这些子层之间是疏松结缔组织。因此，当力传导到某一部位，腱筋膜在张力作用下不仅向最近的肌肉还向对应的拮抗肌传导这个力，这也揭示了肌肉运动的复杂性。Huijing 和 Baan（2008）的研究结果支持了协同肌和拮抗肌通过筋膜鞘进行侧向力传导的假说。这进一步验证了 Luigi Stecco 的节段划分理念，以及在整个节段进行三维触诊的意义。

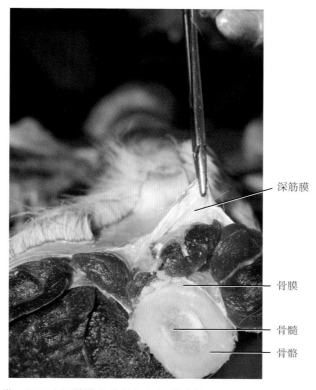

图 3.3　马的腱筋膜，显示出深筋膜和其他组织间的连接

这个复杂的系统具有重要的神经成分。深筋膜中有机械性刺激感受器，负责实时将局部张力的信息发送到中枢神经系统。在力传导的同时，腱筋膜中的机械性刺激感受器审查着张力变化，并在肌梭的帮助下使肌肉骨骼系统完成精细、准确、经过校对的运动。腱筋膜是否像一座桥梁？是的，但这是一座错综复杂、适应性极强的桥梁（图 3.4；框 3.1）。

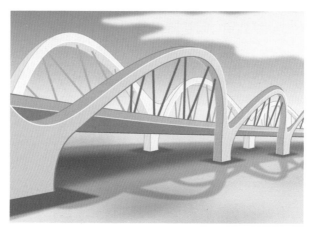

图 3.4　未来的桥，复杂且具有适应性

框 3.1

　　胸腰筋膜（thoracolumbar fascia，TLF）代表了背部深筋膜的腰段（图 3.5）。它具有前层、后层，形成竖脊肌筋膜室（fascial compartment）。其前层附着于腰椎横突、腹内斜肌和腹横肌。后层附着于腰椎棘上韧带和 L4 棘突，然后延伸至骶骨、髂后上棘和髂嵴。后层包含臀大肌和背阔肌，它们可沿着不同方向力线的纤维发挥各自的功能。这层筋膜的存在使肌肉可以同时收缩，从而连接身体两侧。Vleeming（1995）阐述了力首先从股二头肌传到骶结节韧带，再到竖脊肌及胸腰筋膜，再传到对侧的背阔肌的传导模式。因此，在行走和奔跑时，胸腰筋膜负责对侧臂和腿的摆动动作，就像钟摆一样，同时稳定下腰椎和骶髂关节。

　　肌筋膜在臀大肌的延续和扩展结构也存在于臀大肌远端。由于"肌筋膜桥"结构的存在，臀大肌可以与阔筋膜、阔筋膜张肌及大腿区域其他肌肉一起作为张力结构共同作用（Stecco 等，2013）。这种力传导的能力是人体运动的关键。筋膜的功能还包括对组织的本体感觉和约束作用。正因为如此，臀大肌很恰当地长在了胸腰筋膜和大腿深筋膜（阔筋膜）之间，以协调下肢和躯干之间的肌肉力量。Wilke 等（2015）对髂胫束到小腿筋膜之间的连续性进行了研究，它们之间的紧密融合在每个研究对象上都体现出来。这项研究支持了人体的运动系统中筋膜序列链、对角链和螺旋链的理论。

框 3.1（续）

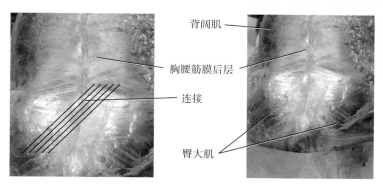

图 3.5　臀大肌和背阔肌通过胸腰筋膜连接

　　胶原蛋白对张力作出反应；它将组织捆绑在一起，并通过张力得到加强。新生儿是一个很好的例子：结缔组织引导胚胎在母亲的子宫中生长发育，在出生后，这些组织的发育会持续进行。当我们开始学会运动时，人体的肌筋膜系统通过动作模式持续进行演变（Marchuk 和 Stecco，2015）。婴儿刚开始学习站立和弯腰从地板上捡起玩具时，缺乏足够的稳定性。在这个发展阶段，通过胸腰筋膜发挥的肌筋膜、神经系统和力传导功能还未发育完全（图 3.6）。

　　Serge Gracovetsky 在第一届筋膜研究大会（Gracovetsky，2017）上强调了胸腰筋膜的重要功能。他在大会上讲到，在健康人的背部会存在屈 – 伸现象，同时讨论了竖脊肌对于伸展背部的可能作用。根据他的研究，在腰椎屈曲 20° 后，竖脊肌开始放松，胸腰筋膜开始从小腿向躯干传递力；但是，在腰椎前屈 45° 时，竖脊肌的肌电图信号表现为静息电位，说明在这一时期负荷主要集中在筋膜。而在腰痛患者中，整个过程是相反的，胸腰筋膜子层间滑动的紊乱会导致力传导失调。Langevin 等（2011）对这一假说进行了研究，发现腰痛患者结缔组织中的滑动系统确实发生了改变。人体需要组织间进行适当的活动以进行正常的力传导。筋膜手法治疗的目的之一即是恢复组织间的正常滑动（框 3.2）。

　　肌筋膜结构，从肌细胞到整个肌肉都在整个肌肉骨骼系统中传递肌肉收缩的力。基于横桥理论（cross-bridge theory），也被称为肌丝滑动理论（sliding filament theory），肌动蛋白丝和肌球蛋白丝相对滑动产生肌肉力量，从而导致肌

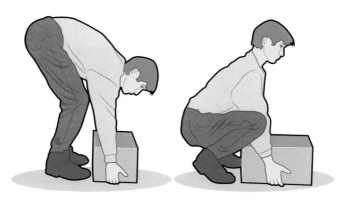

图 3.6　提重物应该使用多种方法，直腰或弯腰，以便筋膜系统以不同方式载荷

框 3.2

　　大多数人造材料在应力和挤压下变得脆弱，但同样的情况下，活体组织则会变强。组织的大小和重量决定了可以抵抗压力的大小，当压力逐渐增加时，组织一般会强化并变得更有抵抗力（Levin，2006；Scarr，2014）（图 3.7）。筋膜也可以像弹簧一样，储存和释放能量。它可以作为一个预张的系统使身体能够更高效地运作。Fukunaga 等（2002）认为肌肉工作更多与肌肉等长收缩有关，而肌肉进行向心性和离心性收缩时，则更多地依赖于肌筋膜系统的弹性成分。筋膜系统在张力状态下会变得更强、排列更有序。但是过度的张力／压力（损伤、劳损和手术）会阻碍筋膜系统感知功能的正常运作。例如，机械性刺激感受器需要某种类型的机械负荷才能被激活；如果这些感受器存在于滑动受阻的筋膜中，将会导致其功能故障。筋膜手法治疗有助于解决这些问题。

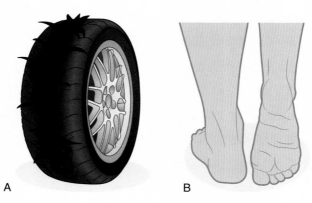

图 3.7　（A）人造材料，如轮胎，在使用之后会被磨损。（B）当负荷渐进增加时，足部会变得更强。人体组织需要有负荷才会变得更强壮

内膜（覆盖肌纤维）产生张力。当足够的肌纤维募集，张力会蔓延到肌束膜（覆盖肌束）、肌外膜（覆盖每一块独立的肌肉），最后蔓延到肌肉的止点和肌腱等结构，包括"肌筋膜桥"结构。

张力线是胶原蛋白排列方向最重要的特征之一，张力线与胶原纤维的方向一致。Purslow（2010）的研究显示了肌内膜纤维在染色、放大下清晰可视的状态（图 3.8）。经典解剖学中有一个矛盾，表现为力量的纵向向量传递是从肌腱（肌肉的起点）到肌腱（肌肉止点）。70% 的肌张力是直接通过肌腱进行传递的。而新的研究则表明，其余的 30% 肌张力是通过结缔组织平行传导的，因为这些结缔组织并不直接与肌腱相连（Huijing，1999；Patel 和 Lieber，1997）。所以，30% 的肌肉力量通过肌肉周围的结缔组织（筋膜），即深筋膜来进行传导。肌内膜的胶原纤维不是纵向排列，而是呈现多方向的组织形式以提供多方向的张力。这些发现证明了 Fukunaga 的假说（Fukunaga 等，2002）：人体肌原纤维收缩时，基本上都是进行等长收缩、向心性"缩短"、离心性"延伸"。由于结缔组织的黏弹性能，这些情况更加常见（图 3.9）。不

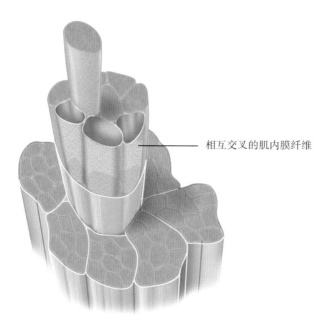

相互交叉的肌内膜纤维

图 3.8 肌内膜覆盖肌肉细胞。注意肌内膜纤维的方向，它们不是纵向的，而是相互交叉以抵抗外力，并配合肌细胞的激活

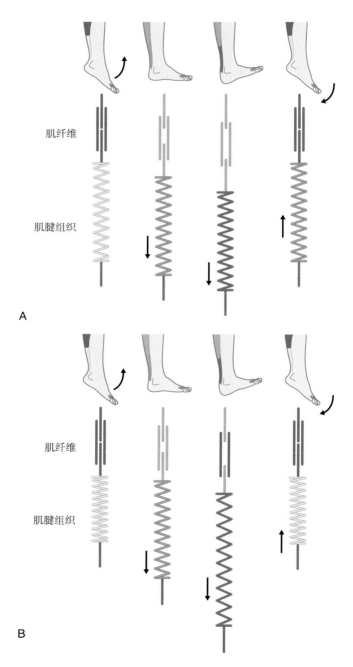

肌纤维

肌腱组织

A

肌纤维

肌腱组织

B

图 3.9 Fukunaga 的力传导假说，假设了筋膜系统是向心和离心负荷的重要组成部分。（A）旧的肌肉工作原理示意图。（B）筋膜组织参与踝关节运动的新概念（来自 Schleip 和 Müller，2013）

管细胞是否产生纵向或多方向的力，很明显肌肉都不是作为单一的单位进行工作，而是通过筋膜系统作为肌群一起工作。人体活动时，会使用自身的肌筋膜系统来完成动作目标。

　　筋膜通过肌肉和中枢神经系统参与到机械传导，在运动控制中具有重要作用。中枢神经系统向肌肉细胞发出电脉冲信号，从而启动肌动蛋白和肌球蛋白丝的链式反应，使肌肉收缩。这些信号从运动皮质开始，通过神经树突传递（运动神经）到肌肉，影响筋膜。神经穿过肌外膜继续到达肌束膜，最终到达肌细胞表面，即肌内膜（图 3.10）。通过运动终板，该信号从肌浆网中释放 Ca^{2+}，引起肌动蛋白和肌球蛋白头向对方绑定。运动单元（α 运动神经元及其支配的肌细胞 / 纤维）是人体运动系统中最小的功能单位。肌纤维数量决定运动单元的数量。每一根肌纤维都由一个运动神经元进行支配；根据神经支配数量，一个运动神经元在眼睛可支配 5 条肌纤维，而在腿部则可支配多达 2000 根肌纤维。因此，较小的运动单元负责更精确、微调型的动作，如控制眼周的肌肉；而更大的运动单元（支配股四头肌）则对应诸如行走这样的简单任务。运动单元是构成肌肉功能必不可少的组成部分。当运动时，涉及不同肌肉的运动单元。但是要充分了解运动，我们要考虑的不仅仅是肌肉。血管、神经、骨和软组织组合在一起构成肌筋膜单元（myofascial unit，MFU）。根据筋膜手法

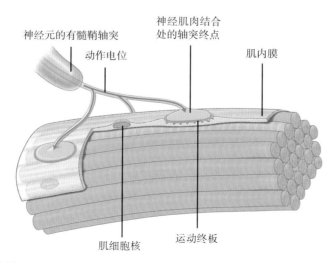

图 3.10　运动终板

的理论，肌外筋膜是连接所有肌筋膜单元参与特定运动的元素，协调激活的时间。肌肉的第一输入来源于中枢神经系统，但由梭形细胞支配的感觉信息是最终实现肌肉功能所必需的。只有肌梭达到适当的张力水平，肌肉才可以进行平滑和协调的运动。梭形细胞可由于劳损、损伤、姿势不良或手术受到影响，而筋膜手法对恢复这种改变有直接作用。

De Luca 和 Mambrito（1987）提出了一个有趣的想法。他们对"共同驱动"（common drive）和"运动神经元池"（motoneuron pools）（支配单个骨骼肌的运动神经元集合）进行了讨论。在研究中他们发现，"共同驱动"的存在表明，神经系统不能单独控制运动单元的激活率。相反，它以一种统一的方式作用于"运动神经元池"上。这种想法可应用于筋膜手法上，例如，当部分三角肌收缩时，它会拉扯肱肌肌束膜，而肌梭就存在于肌束膜之中。因此，这种拉扯激活肌梭和牵张反射，使肱肌梭外肌纤维收缩（在这种情况下，只包括与三角肌及其筋膜相连接的肌纤维）。这是一个外周运动协调使三角肌和肱肌及其筋膜同时被激活的例子。这种复杂的调节与筋膜捆绑组织和丰富密集的神经支配高度吻合。实际上，人体的解剖功能实际上比仅通过一个开关系统控制肌肉成对发力的模式要复杂得多（框 3.3）。

框 3.3   肌筋膜连续体和肌肉功能

肌筋膜的连续体在整个人体中存在。三角肌和肱肌的筋膜连续系统是一个很好的例子。通过这个例子，我们可以思考肌肉是如何工作的，以及它们是如何被组织起来的。三角肌是一块有趣的肌肉，因为它近端附着于锁骨、肩峰和肩胛冈；远端止于三角肌粗隆。然而，Pihlman 等（2015）发现，三角肌的止点并不像想象中那么清晰。有一根肌腱止于三角肌粗隆，主要是来自三角肌前部。三角肌的外侧和后部有强健的水平肌纤维排列，显示产生旋转力。这些部分越过三角肌粗隆直接植入到肱肌。通过超声成像技术（ultrasonography imaging），我们可以辨认出肌纤维与筋膜之间有一个非常清晰的连续体，像各肌肉间的桥梁一样（图 3.11）。

这个耦合系统的功能很有趣。三角肌位于肩关节上（盂肱关节）。肩关节是球窝关节。这种关节可以在所有的解剖平面和各种组合的平面中进行移动。三角肌肌腹位于肩的前侧、外侧和后侧。因此，它可以是肩关节的屈肌、伸肌、外展肌、内旋肌和外旋肌。其实三角肌产生了自己的原动–拮抗力偶，这样，三角肌就产生了自己的反作用力。这与认为需要两块或两块以上的肌肉来产生拮抗力，即一块肌肉伸展，另一块肌肉屈曲的普遍生物力学原理相矛盾。从筋膜的角度来看，这种统一一体遵循了筋膜手法治疗中外侧力传导和序列链平衡的原理。

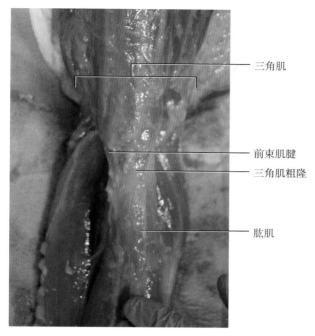

三角肌

前束肌腱

三角肌粗隆

肱肌

图 3.11　三角肌、肱肌连续体的筋膜及肌肉附着点

肌筋膜桥

肌筋膜桥（myofascial expansion，MFE）是指起源于骨骼肌或其肌腱植入腱筋膜的部分（Stecco C.，2015；框 3.4）。

肌筋膜桥的定义也被其他人描述或提出过，从 Chiarugi 和 Bucciante（1975）到 Standring（2008）等。在 500 多年前的达·芬奇的著作中也发现了类似的描述，他将三角肌描述为"部分止于骨骼，部分止于其他肌肉"。肌筋膜桥指所有从肌肉组织到深筋膜之间的筋膜连接。这些连接经常出现在肌腱区域，而肌腱止于骨骼。肌腱被筋膜覆盖，将肌腱止点扩大成一个区域，而不仅仅是一个点。肌肉再也不能用单一的起点和止点来定义。最著名的肌筋膜桥是肱二头肌腱膜，它从肱二头肌的肌腱一直覆盖到腕屈肌（前臂筋膜 – 深筋

框 3.4

　　几乎所有的肌腹和肌腱都连接到肌筋膜桥。明显的肌筋膜桥是较厚的肱二头肌腱膜，起源于肱二头肌腱与前臂筋膜的汇合。Carla Stecco（2015）给出了四种肌筋膜桥。

　　1．直接起源于筋膜的肌纤维。

　　2．止于筋膜的肌纤维。

　　3．起源于筋膜的肌腱"筋膜桥"。

　　4．止于筋膜的肌腱"筋膜桥"。

　　当肌肉收缩时，肌肉会拉伸周围的筋膜和肌筋膜桥，而筋膜和肌筋膜桥都有负责肌肉功能和协调的感受器。

膜）。图 3.12 展示了肌筋膜桥、肱二头肌腱膜和前臂筋膜。当仔细观察时，可以发现隐藏在肱二头肌腱膜后面的类似肌筋膜桥的结构。事实上，不只是肱肌和肱二头肌才拥有这种结构，所有肌肉都有这种类似结构。例如，股四头肌不仅植入胫骨结节，还延续到膝前支持带。在胫骨外侧，股四头肌延续到髂胫束，内侧到鹅足。臀大肌有大量的肌筋膜桥，一些在近端，连接到髂嵴和骶骨，然后通过胸腰筋膜到达躯干；在远端，臀大肌止于股骨上，大部分的纤维

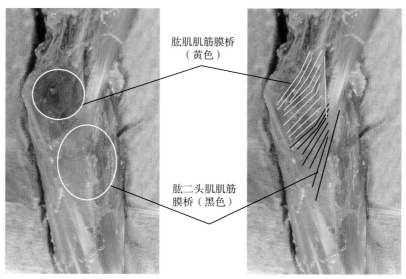

肱肌肌筋膜桥
（黄色）

肱二头肌肌筋
膜桥（黑色）

线条走形根据深筋膜的胶原纤维绘制

图 3.12　肱二头肌腱筋膜起源于肱二头肌和肱肌在肱二头肌腱膜下的肌筋膜桥

都延伸到大腿的深筋膜（阔筋膜），接着到达髂胫束，止于膝关节外侧。

　　古代文化和历史传统对肌肉都有所定义。我们对解剖学的理解起源于古埃及、古希腊和古罗马时代。帕多瓦大学自中世纪以来影响广泛，而现在，Carla Stecco 教授（Stecco，2015）又续写并扩展了筋膜在功能和解剖上的知识。每一块肌肉收缩都会自动拉扯它的肌筋膜桥。如果把肌筋膜桥比作一个帐篷，这个帐篷的帆布由它的绳索、撑杆架起，并产生张力；深筋膜就是覆盖四肢、躯干和骨骼的帆布，而肌肉可以被看作是在帐篷中产生张力的绳索和撑杆。肌肉收缩牵拉肌筋膜桥，继而牵拉到深筋膜，通过筋膜将肌肉收缩的力量和张力传递到远处。肌肉的收缩通过肌筋膜桥选择性地牵拉深筋膜的一部分。当牵拉向中枢神经系统发送本体感觉反馈信号时，深筋膜中的机械性刺激感受器被激活。肌筋膜系统和中枢神经系统之间的这种信息交互对于运动中的正常反馈是必不可少的（框 3.5）。

筋膜的本体感觉功能

　　在神经系统中，"输入系统"的所有脉冲都传向脊髓，最后到达大脑的感觉皮质。感觉皮质处理信息，运动神经向目标组织发出指令。感觉信息是由感受器收集的。不同的感觉信息有不同的感受器。例如，当温度发生变化时激活热感受器；当发生力的变化时，压力或张力会激活机械性刺激感受器。在整个人体都可以发现机械性刺激感受器的存在，尤其是在深筋膜上。

　　对中枢神经系统的输入信息称为躯体感觉，因为它最终向大脑传递触觉、压力、长度和牵拉度、张力和肌肉收缩等信号。这个系统还能从温度、关节位

框 3.5

　　肌筋膜桥能在一定距离上传导肌肉力量，同时牵拉深筋膜。这使我们的中枢神经系统能够检测本体感觉反馈。从筋膜手法的角度来看，对于张力点〔协调中心 CC 点和融合中心 CF 点（线）性网络〕，肌筋膜桥是至关重要的。肌肉和本体感觉系统之间的肌筋膜联系，"突显了运动和正确运动方向的感知中不同肌肉间的外周协调"（Stecco，2015）。

置以及神经末梢的感觉中获取信息。中枢神经系统和外周神经系统协调以接收和解读来自器官、关节、韧带、肌肉、筋膜和皮肤的感觉信息（框 3.6）。力学变化是刺激机械性刺激感受器的躯体感觉的一部分（Tortora 和 Derrickson，2011）。由于筋膜中的神经分布密集，神经支配广泛，筋膜有卓越的能力来感知包括关节在内的组织变化。关节的小动作不会拉伸关节囊，但会在深筋膜层造成张力的改变。这会发动机械性刺激感受器，向中枢神经系统发送脉冲。要记住这一点，这就像蜘蛛网里有一只小蜘蛛，筋膜就是覆盖在组织外面的蜘蛛网，而蜘蛛就是中枢神经系统，它利用这张网来感知最微小的振动，一旦出现这种"振动"，就说明有晚餐可吃了（图 3.13）。

在筋膜手法中，高尔基腱器（Golgi tendon organs，GTOS）（又称为腱梭）是调节主动肌群和拮抗肌群之间平衡的基础。高尔基腱器位于骨骼肌纤维和肌腱的交界处，周围是胶原纤维束（图 3.14）。当胶原纤维被拉伸时，高尔基腱

框 3.6

皮肤通常被认为是我们最敏感的器官，但许多学者在深筋膜中发现了类似的感受器。这些结果表明，深筋膜跟支持带和皮肤一样具有丰富的神经支配。因此，筋膜作为一个全身范围的机械信号感受系统，在本体感觉中起着重要作用（Benjamin，2009；Langevin，2006；Stecco 等，2007；Tezars 等，2011）。

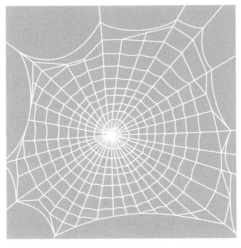

图 3.13　想象一张蜘蛛网，筋膜可以被看成一个蜘蛛网，可以传导振动

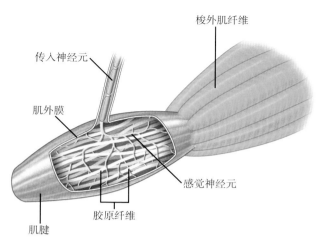

图 3.14　高尔基腱器被位于肌纤维和肌腱交界处的胶原纤维束包围

器产生反应并沿着感觉输入系统发射脉冲，持续不断地测量肌肉收缩时的力量。肌梭的工作是通过向脊髓发送信息来确定肌肉的紧张程度和放松程度。中枢神经系统要么让肌肉继续工作，要么发送指令让肌肉放松。如果一条腿在走路的时候突然出现"打软"，原因可能是肌筋膜功能障碍致使感受器过敏，高尔基腱器错误激活。在康复治疗中，高尔基腱器这一作用也应用于 PNF 牵伸（收缩 - 放松法）中（Adler 等，2008）。

　　肌梭（muscle spindle）在筋膜手法治疗中有重要的作用，它有兴奋和抑制力产生的特性。肌梭可以激活或关闭运动单元，这种情况有时是必要的，有时也可能无用。所以肌梭就像调光器一样，房间需要多少灯光就由它来进行调节。肌梭位于肌肉内部，它们与筋膜系统紧密相连，就像房间里的电线一样，在墙壁中走行并与墙壁紧密相连。我们能看到就是开关和控制明暗的调节器。梭内肌纤维是肌肉 – 筋膜连续体的一部分，它们由收缩肌纤维组成，被包裹在筋膜内。

　　最重要的是，肌梭处于筋膜层而非肌肉内。正如 Carla Stecco 在她的书中（2015）所指出的那样，肌梭被称为"筋膜梭"（fascial spindle cells）反而更恰当。肌外膜、肌束膜和肌内膜的张力可以影响肌梭的功能。通过筋膜层传导致筋膜系统异常的力会造成筋膜功能障碍。由于肌梭附着在肌内膜和肌束膜上，所以筋膜功能障碍将改变肌梭的正常功能（框 3.7）。筋膜系统的张力变化可

如上所述，关于肌梭最重要的一点就在于它位于筋膜层而不是肌肉中。Stecco在她的论文中指出，它们应该被称为筋膜梭而不是肌梭。肌梭在协调特定运动单元中发挥作用（图3.15）。滑动受阻的筋膜不足以保证肌梭的正常活动，即在肌肉收缩状态下被拉紧。肌梭与中枢神经系统的交流失败导致肌筋膜系统的失调和代偿，引起疼痛和运动障碍。筋膜手法的主要作用是消除筋膜的致密化，使其中的肌梭可以正常活动。人体和动物的本体感觉恢复后，肌肉才能协调工作。而在筋膜失调的情况下则会有疼痛感、僵硬以及增加旧伤复发的可能性。

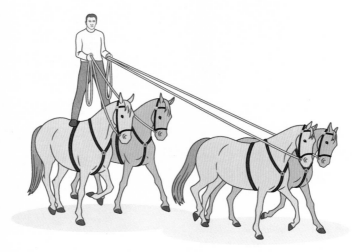

图3.15 肌梭就像一位骑手在同时操控着许多匹马，这个骑手就是控制着激活肌细胞（马）的肌梭

以改变肌细胞的反应能力，从而导致运动控制功能失调，比如说，输入系统的变化引起力量输出的变化。因为这些受体大多位于筋膜上，筋膜功能障碍可以使信息传导失误。

筋膜在疼痛感知中的作用

最近的一系列报道指出了深筋膜在肌筋膜疼痛（Stecco 等，2013）中可能的作用。慢性下背痛（Langevin 等，2011）和慢性颈部疼痛患者（Stecco 等，

2014）的深筋膜厚度会发生改变。在有髌骨 - 股骨排列问题的患者（sanchis-Alfonso roello-sastre，2000）的深筋膜（支持带）疏松结缔组织中已发现感受纤维损伤和对 P 物质的免疫反应，而在慢性腰痛患者中发现胸腰筋膜的神经纤维损伤（Bednar 等，1995）。受机械压力和化学刺激的作用，胸腰筋膜中的 A 纤维和 C 纤维伤害感受器处于长期敏化的状态中（Deising 等，2012；Schilder 等，2014）。有趣的是，同一作者也证明，当筋膜通过肌肉收缩进行"预拉伸"时，可以更有效地刺激肌筋膜内敏化的神经纤维末梢。

　　筋膜的黏弹性影响筋膜内的本体感觉的激活。实际上，游离神经末梢和本体感觉小体完全镶嵌在筋膜内。如果深筋膜过度扩张，或者它变得过于黏稠，都可能导致筋膜内的神经被错误激活。在筋膜系统中，滑动对于正常的筋膜功能至关重要。肌筋膜层之间的正常滑动依赖由透明质酸（HA）提供正常的水合作用。在膝关节炎和肩关节周围炎病例中，透明质酸注射能取得很好的疗效。如果透明质酸形成更紧凑的结构，或者再说得宽泛点，筋膜层间的疏松结缔组织密度改变，整个深筋膜和其下的肌肉都会开始代偿，就出现了这种普遍现象，称为肌筋膜疼痛。有证据表明，如果筋膜内的疏松结缔组织黏性增加，感受器就不会被正常激活。透明质酸的致密化也会改变筋膜的力线分布。在这种环境下，即使是在生理范围内被拉伸，也可能出现疼痛和僵硬。有研究证实了透明质酸与肌筋膜疼痛（Stecco 等，2013）的关系。

　　Langevin 等（2011）的研究结果显示，在慢性腰痛患者中，胸腰筋膜剪切力约降低 20%。这种剪切面运动的减少一方面可能是由于异常的躯干运动模式导致，另一方面也受到内在的结缔组织病理变化影响。如果向中枢神经系统传递的信息因筋膜功能障碍而受损，会发生什么？Panjabi（1992）解释说，腰椎活动取决于三个独立但相互协作的要素：神经系统、主动活动系统和被动活动系统。主动子系统（active subsystem）包括肌腹、被动的韧带和肌腱，而神经系统包括外周本体感受器和中枢神经系统的反应。Panjabi（2006）认为，下背韧带的损伤会导致对中枢神经系统的反馈不良，扭曲输入和输出系统。他认为，受损的反馈会改变运动皮层产生运动或保持姿势的能力；至少也会影响信息传导质量。由于筋膜层的神经支配比韧带更丰富，筋膜层的反馈也会改变。筋膜是肌肉骨骼系统中神经支配最丰富的组织，因此，它可能是运动控制系统中至关重要的组成部分。外周改变会引起中枢神经系统（脊髓反射和大脑皮质）的变化（图 3.16）。

如果"张力网"（tensional system）受损，筋膜的失调可能会造成局部压迫，而持续的压力会撕裂胶原纤维。Schilder 等（2014）的研究表明，筋膜是下背部对疼痛最敏感的深层组织，而且可以引起广泛的牵涉痛。此外，筋膜作为一个复杂的网络，子层间的滑动系统变化会影响神经的力学机制。由于这些原因，许多诸如坐骨神经痛引起的牵涉痛都可以通过使用肌筋膜手法来解决（框 3.8）。

使用肌筋膜手法治疗要关注患者病史，包括损伤和其他事件。通常，"沉默"的点，即目前没有表现出疼痛的点，可能是某一筋膜序列链引起问题的根源。我们的身体总会发生代偿，这是避免疼痛的一种方法，但是在过度代偿时，我们就会开始感到不适和疼痛。病史中的创伤、姿势问题和运动模式形成了每个个体独特的代偿情况。要找到问题的根源，治疗师必须进行精确触诊。同时，病史记录也有助于在解决功能障碍时制订治疗决策。

此外，引起疼痛的因素可能是肌梭和筋膜之间的紧密关系。事实上，如果筋膜发生变性，肌梭就不能正常工作，这就剥夺了中枢神经系统关于收集关节

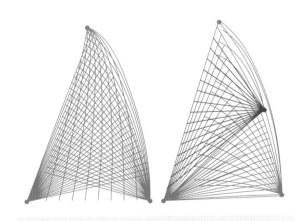

- 标准的附着点
- 神经膜标准的力线分布
- 异常附着点
- 新力线

图 3.16 力线的改变会影响组织和中枢神经系统之间的反馈（图片来自 Stecco，2013）

框 3.8

　　椎间盘问题也经常被放大。Jensen 等（1994）指出，症状与磁共振成像（MRI）结果之间的相关性非常小。他发现很多有椎间盘问题的患者并无下背痛症状：64% 椎间盘异常的患者无症状，其中 38% 异常程度超过 1 级。下背痛患者通常会被告知 X 线检查显示有问题，而实际上影像显示的问题与他们的疼痛区域完全无关。椎间盘突出或膨出听起来很吓人，这些患者的主诉通常都是单侧坐骨神经问题。坐骨神经痛是一种典型的被认为由椎间盘或神经根引起的疼痛。临床上进行筋膜手法治疗时，可以通过下肢深筋膜进行治疗。事实上，这种疼痛可能是由于这些筋膜的过度拉伸，长期刺激局部的神经感受器造成的（图 3.17）。

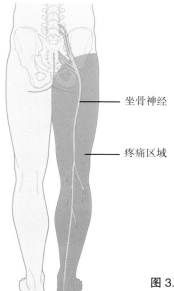

　　坐骨神经

　　疼痛区域

图 3.17　典型的坐骨神经牵涉痛（从筋膜的角度看，筋膜层之间滑动的改变也会导致神经受损）

运动、肌肉协调和位置的信息。肌梭代表了一个共同的最终路径，因为所有到达脊髓背侧角的本体感觉输入都来自于筋膜、韧带和皮肤等。脊髓背侧角上的分支有突触与 γ 运动神经元相接，能引起肌梭的反射激活。即使在睡眠中，肌梭也很活跃，它们通过肌肉收缩被拉伸，或被动拉伸进行激活。因此，如果镶嵌着肌梭的筋膜增厚、致密，就会影响到它们的拉伸能力，对中枢神经系统的正常反馈会被改变。

　　Siegfried Mense 博士是肌肉疼痛和神经生理学领域世界权威专家之一，他在被问及筋膜粘连对肌梭造成的不利影响时说："筋膜的结构障碍必将损害肌梭向中枢神经系统发送信息，从而干扰运动的协调。"他补充说，"初级肌梭传入信号（Ia 纤维）非常敏感，即使肌束膜的微小变形也会改变它们的放电频率。"当我们的患者说他们的疼痛一定是由最近的某个动作引起时（比如，"肯定是今天起床的时候扭到了"），其实当时已经处于一种失调的状态。

要恢复深筋膜滑动，治疗必须抵达深筋膜层，尤其是当肌梭和透明质酸主要分布于此层。Roman 等（2013）比较了手法对恢复透明质酸流动性的效果。他们将垂直振动和横向振动与持续的滑行运动进行了比较。发现垂直运动和横向运动会引起更多透明质酸分泌。这就说明了对一个区域进行治疗需要一定的时间才能起作用的原因。治疗面积在 $2cm^2$ 内，通常需要 2 ~ 4 分钟的时间，直到感觉组织不再致密，出现滑动的感觉（框 3.9）。

框 3.9

运动控制障碍可发生在蜂窝组织，即深筋膜层之间的疏松结缔组织。筋膜滑动的改变引起的异常张力会导致机械性感受器向中枢神经系统发出错误信号，换句话说，就是损坏了发送给大脑的反馈信息。失调的问题可导致机械性感受器敏化或失去反应能力。疏松结缔组织的黏弹性增加，可能的原因有滥用、废用、过度使用或外伤（图 3.18）。情绪压力也会导致肌筋膜系统的紧张程度升高，间接导致过度使用或滥用。例如，TMJ 区（颞肌和下颌骨之间的关节、筋膜及肌肉）就与压力相关的失调问题息息相关。

筋膜手法说明了透明质酸分子的变化会引起筋膜层的僵硬和失调。透明质酸（HA）允许筋膜层滑动。创伤、过度使用和手术都会增加疏松结缔组织的黏度，导致组织变化，引起疼痛或运动功能障碍。筋膜功能障碍的主要原因与透明质酸性质的改变有关，即从溶胶状到凝胶状的转变。透明质酸形成链，导致细胞外基质变得僵硬。通过筋膜手法，可以打破透明质酸分子链桥，使其回到流体状态。这样，紧张的肌筋膜网得到松解，允许功能受限的机械性感受器和本体感受器恢复正常。

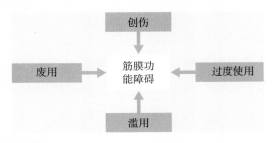

图 3.18　筋膜功能障碍的根源

筋膜在运动协调中的作用

　　"运动控制指调节或指导运动所需基本机制的能力"（Shumway-cook 和 Woollacott，2007）。换句话说，运动控制指的是在所有强度和速度条件下全范围关节运动时，产生和协调身体运动，以及随时根据身体和环境情况进行调节的能力。步态就是一个很好的例子。它是一种基本的人体运动，速度可以从慢（走）到快（跑）。此外，环境变化，如负重或斜坡运动会改变动作协调。运动平面的质量，如凹凸的地面、岩石、山洞或楼梯也会改变动作协调情况。如出现滑倒，人体会做出反应和调整，这时步态也将随之发生变化。当人体运动时，整个筋膜系统都在发送和接收信号（框 3.10）。

　　因此，从运动皮层到运动终板间有一个清晰的运动通路。这种激活只是复杂的人体肌肉骨骼系统工作中的一部分。大脑的意识行动相对于我们日常工作所需的快速运动来说太慢，因此，反射在运动激活中起着重要的作用。Luigi Stecco（2009）认为，当特定动作中涉及某些运动单元时，对应部分的筋膜受到拉扯。训练会加强这些联系，便于共同启动确定的运动模式。所以，深筋膜

框 3.10

　　如果不了解筋膜和肌梭，就不能理解运动单元的功能。肌梭和其他一些机械性感受器一同嵌入肌外膜 / 肌束膜中。功能上，深筋膜就像雷达一样，进行协调和具有本体感觉（图 3.19）。肌肉收缩拉扯肌束膜，影响肌梭。高尔基腱器位于肌腱的区域，也对肌筋膜组织的变化做出反应。这些功能决定了在运动控制及滑动机制中筋膜的重要性。

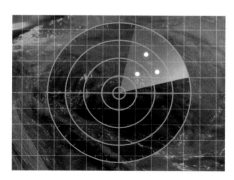

图 3.19　筋膜的本体感觉和协调功能可以被看作像雷达一样扫描组织并及时进行调整

组织成为外周运动控制的一个关键因素。

筋膜的能量储存

大多数对深筋膜弹性的研究考虑的是腱筋膜层。胶原纤维不能绷紧，至少要有一定的弹性以允许运动。例如，肌腱有 3%～4% 的拉伸潜力（Ker，1999）。在动物实验中，平均长度为 180mm 的肌腱，有约 7mm 的延伸能力（Fukunaga 等，2002；Rosso 等，2012）。将这一发现应用到人体解剖学中，跟腱会有 4% 的弹性。Maganaris 和 Pull（1999）的研究发现，胫骨前肌在受到电刺激时，肌腱有大约 2.5% 的弹性。弹性表现在两方面：肌肉主动收缩和被动施加机械负荷时。肌腱、韧带和深筋膜含有弹性蛋白和其他成分，决定着组织的整体弹性。弹性蛋白和局部液体交换在其中起主要作用。

Schleip（2003）认为，间质感受器（游离神经末梢）形成了大多数的肌筋膜组织和自主神经系统的感觉输入。这些感受器的激活触发了自主神经系统，改变筋膜小动脉和毛细血管的局部压力，进而引起局部流体力学变化。这就改变了组织的弹性。深筋膜的弹性还有待更深入的研究。通过研究新鲜的马匹尸体，Luomala 等（2015）发现，深筋膜弹性存在个体差异。深筋膜从静止位置到最长拉伸位置伸长率在 10%～20% 之间。拉伸持续了 30 分钟，但长度没有再发生变化。这表明，同肌腱、韧带一样，筋膜具有弹性，拉伸达到极限后就不可能再伸长了（Stecco C.，2015）（图 3.20）。

除了弹性外，还有许多因素影响着筋膜运动能力。组织间的运动是相对而言的，筋膜内存在不同程度的弹性。疏松结缔组织存在于致密结缔组织层之间，它提供了一个灵活的间隔层，允许两个结构之间的相对移动。它既能促进运动，又可以容纳或限制运动（Benjamin，2009）。这种弹性很重要，由于弹性能量储存和筋膜反冲力，我们可以使用筋膜手法以获得相似的效果，增强滑动势能将增加人体的负荷和再负荷的能力。

所有的软组织都有一定程度的弹性，这些软组织的弹性是运动的基础，并影响软组织如何有效地产生运动、吸收压力和承受拉力。所有的软组织，包括胶原，都至少有一些储存机械能的能力。最简单的假设是，胶原蛋白越多则组

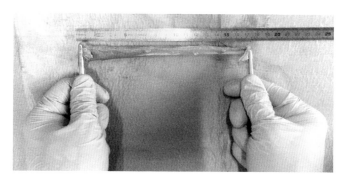

图 3.20　桡侧腕屈肌腱，筋膜有弹性但无拉伸性

织越硬。较硬的组织能承受更多压力，储存更多能量。另一方面，较少的胶原蛋白会导致组织疏松，从而能量损失更多，对压力和拉力吸收更少。这就是过度活动综合征（hypermobility syndrome，HMS）（框 3.11）病例的组织情况。

　　弹性组织负荷后增长。这种伸长拉扯胶原蛋白和其他弹性成分。储存的弹性能量随着组织的延长而增加。如果压力负荷大于组织承受能力，组织就会撕裂或断裂。在正常情况下，人体输入—输出系统将调节组织的应力和力的产生。当肌肉骨骼系统负荷过大时，该系统会发出反馈（疼痛），在组织损伤发

框 3.11

　　过度活动综合征（HMS）常见于年轻女性，主要问题是关节过度伸展。无论男女，在各年龄段和所有种族中都有过度活动综合征的患者。重要的是，过度活动综合征不仅是一个关节的问题，它也是一种结缔组织相关的系统性疾病。此外，它还与肌筋膜系统的本体感觉和力传导特性相关。过度活动综合征的患者全身结缔组织松弛或超弹性，涉及关节、筋膜、整个神经血管系统和器官周围的组织。由于组织松弛，能量储存和再利用就成了问题。因此，过度活动综合征患者常有重度疲劳感，他们可能遭受更多的过度使用问题，甚至举起在其他人看来非常轻盈的物体也很难。若关节半脱位、疝、撕裂和损伤恢复缓慢等情况高于正常人，也是过度活动综合征的特征。许多 HMS 患者抱怨有运动协调和本体感觉的问题。他们把关节扭成奇怪的姿势，才觉得自己的姿势正常。坐姿或站姿的感觉被改变了。这些问题会干扰日常生活、学习和工作。过度活动综合征的疼痛广泛且持久，其症状最初可能与肌痛症混淆。可使用 Beighton 评分系统结合其他主要或次要临床症状诊断过度活动综合征。单独使用 Beighton 评分或对 13 岁以下儿童进行诊断时，其可信度较低（Grahame，2000）。从筋膜手法的角度来看，治疗师可以用多种方法帮助患者处理这些经常被忽视和误解的症状（图 3.21 和 3.22）。

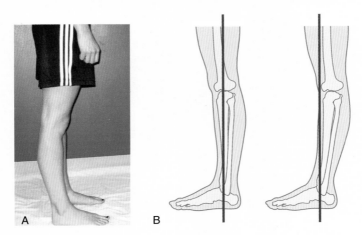

图 3.21 （A）膝关节过伸是组织活动过度的典型特征。（B）结缔组织过弹可使关节活动过度

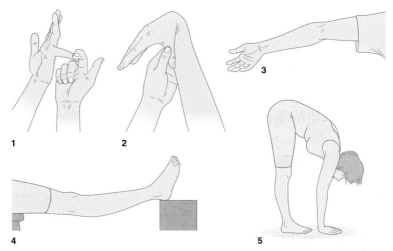

图 3.22 使用 Beighton 评分评估过度活动症状（From Kenyon，2009）

生之前，反射动作通常会阻止当下的动作。储存的能量将用于产生下一个运动。这个系统用于能量储存和提高运动效率。这种载荷和非载荷被称为弹射机制（catapult mechanism）或筋膜反冲（fascial recoil）（Chaitow，2014；Schleip和 Müller，2012）。载荷就像射箭运动员拉弓，然后释放能量，把箭射出（图

3.23）。一个简单的筋膜反冲的例子是步行。第一步是肌肉推动，下一步（从第一次触地到中期）包括一个离心的足旋后，接收地面对人体的反作用力。肌筋膜系统监测足部撞击地面的速度，而组织中储存的能量帮助完成步态周期中的脚趾离地动作。

并不是所有的能量都可以储存，由于结缔组织具有黏弹性，总会损失一些能量。这种能量的储存和损耗称为迟滞效应（hysteresis），指的是组织在载荷和恢复形状和大小的过程中的耗能（图 3.24）。能量储存和再利用的量主要取决于组织的结构。迟滞现象和筋膜反冲是评估动作、运动和日常活动时重要的内容（框 3.12）。我们是否在适当地使用我们的身体，还是可以通过筋膜手法治疗来提高动作效率？

胶原蛋白能很好地承担拉力和负荷。如肌腱可以伸展 5%～8%，当被拉伸到 10%～12% 时，肌腱就会撕裂。"蠕变"是一个缓慢延长结缔组织的过程，主要是由于肌腱的黏弹性质。蠕变过程可跨越数周、数月或数年，不像拉伸活动、训练或是治疗干预是即时性的。如果一个人站立的时候习惯性地腰椎过度前凸（骨盆前倾和腰椎前凸），就会增加下背痛的风险（Sorensen 等，2015）。长期的腰椎过度前凸姿势会使腰椎和骨盆部的结缔组织承受较高的负荷，胶原蛋白将会适应这个姿势，并且会反复负荷，使肌纤维被拉长。这种坏习惯日复一日、年复一年地重复，使肌结缔组织发生蠕变，并最终产生疼痛（图 3.26）。

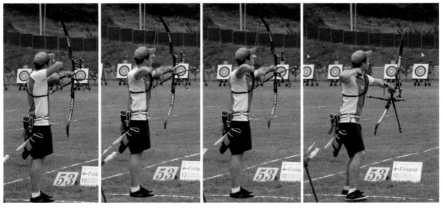

图 3.23　射箭运动员拉弓（负荷）到射箭（释放）的过程可帮助我们理解筋膜反冲（From Sahrmann，2011）

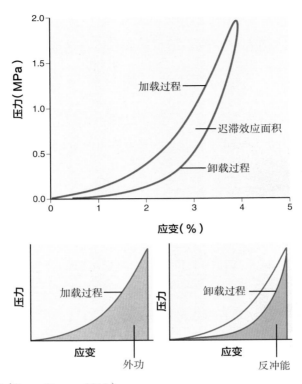

图 3.24　迟滞效应（From Stecco，2013）

框 3.12　深蹲

　　深蹲（图 3.25）与筋膜之间的关系很有意思。在现代社会中，这个动作通常用来进行力量训练。在过去的数个世纪中，深蹲是人类必须进行的日常动作之一。许多职业、工作或家务都是蹲着进行的，如分娩。深蹲涉及多个关节运动，这其中包括筋膜滑动、筋膜反冲和肌肉力量。完成这些运动，需要人体具有控制力、弹力，还要足够强壮。深蹲从站立位开始，要站稳，就要对关节有感知，这需要关节囊、韧带、肌肉和筋膜中的机械性刺激感受器的帮助。这些组织都会向中枢神经系统的感觉皮层发出信号。当人体的中枢神经系统接收到这些信息后，中枢神经系统就会开启完成运动所需要的运动单元。如果出现额外的重量或其他阻力，中枢神经系统就会调动更多的运动单元来维持相同的姿势。

　　下蹲时，大脑运动皮层发出信号（"输出"）到运动单元，身体重心向下、向后，使身体在矢状面上向下运动。腰椎区域通过背部和腹部肌肉保持中立，而双腿和骨盆部的肌肉则以离心收缩的方式控制着运动。筋膜在一定距离上传递和分散肌肉力量，稳定身体。同时，筋膜张力增高，并且这些负荷在稍后释放，这就是筋膜反冲。筋膜反冲使用储能，充分利用身体，产生力量。深蹲是在矢状面上的运动（向前和向后的运动），但与此同时，为了能保持

框 3.12　深蹲（续）

运动顺畅和平稳，其他平面（冠状面和水平面）也需要激活。当中枢神经系统控制运动时，需要激活足够数量的运动单元，它通过增加或减少肌力水平来精确协调运动。输入到中枢神经系统的信号可能被"破坏"，从而导致运动控制错误。这些误差易产生力传导、肌力和动作精细调节的问题，这种情况下就会出现运动不流畅和关节排列被改变等。

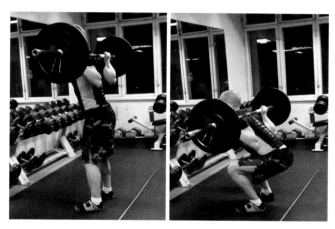

图 3.25　深蹲是协调性、活动性、力量、筋膜滑动和筋膜反冲的结合

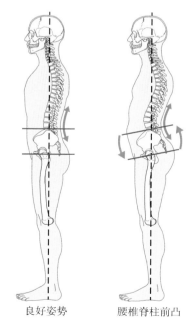

良好姿势　　　　腰椎脊柱前凸

图 3.26　腰椎过度前凸的姿势是一个典型错误动作，导致本体感觉和协调性均改变（来自 Kenyon 和 Kenyon，2009）

筋膜是连接不同组织的一个关键因素，它还在肌细胞和其他组织间进行力传导，像桥梁一样。Pihlman（2015）和 Yousefi 等（2013）已经证实了筋膜间的联系可以增加肌肉力量。这可以形成更大的力臂或增强这种"类滑轮结构"的作用。如果结缔组织能增强肌力，那它也应该能够承担和存储力。

筋膜和温度调节

环境和气温通过皮肤和浅筋膜影响人体。总的来说，要应对环境和温度变化，我们的身体需要很好地进行代偿。居住在寒冷环境中的人在去南方旅游的时候身体很难适应（反之亦然）。当我们到达一个新环境时，身体都需要花时间适应环境和气候的变化。当体温调节系统正常工作时，可以快速、良好地适应。我们发现皮下组织和浅筋膜内存在温度感受器。此外，浅筋膜和皮肤支持带有助于存储脂肪组织。棕色脂肪通常存在于浅筋膜内。最后，浅筋膜还包裹着浅层血管丛，这是体温调节的基础。不难想象，浅筋膜和皮肤支持带的改变会影响温度调节，典型的例子就是蜂窝织炎。

我们的皮肤、浅筋膜和结缔组织与血管系统有密切联系，而血管系统与体温调节系统密切相关。动静脉的分流改变，包括筋膜变性都可能会引起皮肤感觉"冷""热"。体温调节系统不仅是为了保持体温，而且还参与了身体通过内部变化以适应环境的过程。例如，因纽特人（Inuits）身体存储的脂肪比南方人多，两者脂肪量也不同。尤其是在颈部和肩胛这些更容易暴露的区域，因纽特人身体内存在可以直接生热的棕色脂肪组织，这对温度调节来说更重要（Stecco，2015）。在治疗时，会使用局部冷疗和热疗，以提升手法治疗的效果。一般来说，寒冷会引起血管收缩并降低组织的温度。寒冷还会引起随意肌收缩，并可能导致促甲状腺激素、肾上腺素和其他激素分泌的增加。在局部进行热疗，则有相反的作用，如导致血管舒张和皮肤出汗。总体上，这种身体系统反应如同冷却系统。筋膜手法治疗可以增加局部组织的温度，并激活与体温调节系统相关的反应。

下丘脑控制自主神经系统，对体温调节进行管理。下丘脑的热调节中心及其神经元触发与生热有关。发热是体温调节应激反应的一个例子。组织损伤或

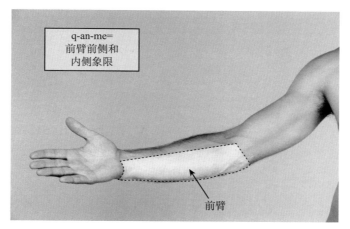

图 3.27　前臂 an-me 象限

感染可能会使身体达到发热状态，而发热是筋膜手法治疗的一个禁忌证。相反，筋膜手法治疗的适应证包括疼痛性蜂窝织炎，或是局部有寒冷感觉的症状。温度调节出现问题，会使浅筋膜特定区域（FM 中称为"象限"）出现热或冷的感觉（图 3.27）（Stecco，2014）。

筋膜作为免疫系统的一部分

免疫系统参与身体识别抗原、病毒和细菌等重要的过程。这个系统代表人体的堡垒。人体的第一道防线就是皮肤，它保护身体不受外界环境影响，如污染、热、冷或外用药；淋巴系统是身体的第二道防线；第三道防线包括扁桃体、胸腺、脾、深层淋巴结和自主神经节（图 3.28）。浅筋膜可以被当作一种"军用战壕"，我们身体中的"士兵"都潜伏在这里。来自外界和身体内部的压力正试图攻击我们的堡垒。环境、食物、心理和生理的压力是影响免疫系统的因素。了解更多筋膜的连接和更深入的免疫系统知识，可参阅 Luigi Stecco 和 Carla Stecco 的《筋膜手法治疗内部功能失调》（*Fascial Manipulation for Internal Dysfunctions,* Stecco L. and Stecco C.，2014）。

当治疗免疫问题时，筋膜手法治疗更表浅、更轻柔（筋膜手法三级课程）。筋膜手法治疗师会在最致密的点上进行处理，以改变基质，使其恢复正

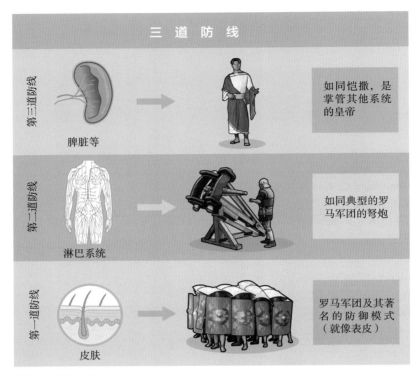

图 3.28　人体的三道防线：人类的免疫防御系统就像罗马军队

常流动性。如肌痛症和急性类风湿关节炎可得益于这种治疗，特别是在这些疾病的早期阶段。人体的每一部分都是相连的，身体的每一种功能都被整合，使细胞、组织、肌肉和器官正常工作。筋膜手法治疗使身体平衡，保持内稳态。而功能障碍和错误的姿势可能会使人体结缔组织张力异常，影响人体整个系统。

　　经典力学思想很重要，但随着对活体组织的研究，我们要开放自己的思想，允许新的理念进入。此外，从新鲜的尸体解剖研究中，我们可以继续提高对解剖学和组织学的认识，最终学会如何真正绘制人体地图。通过超声成像、弹性成像（elastography）、磁共振成像和其他方法来研究活体，也能帮助我们从筋膜学的角度更加深入地了解我们的身体功能及其相互之间的联系。

（廖麟荣　译）

参考文献

[1] Adler, S., Beckers, D., Buck, M., 2008. PNF in Practice, third ed. Heidelberg, Springer-Verlag, Berlin.

[2] Bednar, D., William, F., Simon, G., 1995. Observations on the pathomorphology of the thoracolumbar fascia in chronic mechanical back pain: a microscopic study. Spine. Vol. 20, Issue 10.

[3] Benjamin, M., 2009. The fascia of the limbs and back — review. J. Anat. 214, 1–18. Chaitow, L. (editor), 2014. Fascial Dysfunction, manual therapy approaches. Handspring Publishing.

[4] Chiarugi, G., Bucciante, L., 1975. Istituzioni di Anatomia dell'uomo, 11th ed. Vallardi-Piccin, Padova. First edition 1904.

[5] Cruz-Montecinos, C., González Blanche, A., López Sánchez, D., Cerda, M., Sanzana-Cuche, R.,

[6] Cuesta-Vargas, A., 2015. In vivo relationship between pelvis motion and deep fascia displacement of the medial gastrocnemius: anatomical and functional implications. J. Anat. http://dx. doi. org/10.1111/joa.12370.

[7] De Luca, C.J., Mambrito, B., 1987. Voluntary control of motor units in human antagonist muscles: coactivation and reciprocal activation. J. Neurophysiol. 58, 3.

[8] Deising, S., Weinkauf, B., Blunk, J., Obreja, O., Schmelz, M., Rukwied, R., 2012. NGF-evoked sensitization of muscle fascia nociceptors in humans. J. Pain. 153 (8), 1673–1679. http://dx.doi. org/10.1016/j.pain.2012.04.033.

[9] Findley, T., Chaudry, H., Dhar, S., 2015. Transmission of muscle force to fascia during exercise. J. Bodyw. Mov. Ther. 19 (1), 119–123. http://dx.doi.org/10.1016/j.jbmt.2014.08.010. Epub 2014 Sep 3.

[10] Fukunaga, T., Kawakami, Y., Kubo, K., Kanehisa, H., 2002. Muscle and tendon interaction during human movement. Exerc. Sport Sci. Rev. 30 (3), 106–110.

[11] Gracovetsky, S., 2007. First Fascia Research Congress, Boston, MA.

[12] Grahame, R., 2000. The revised (Brighton 1998) criteria for the diagnosis of benign joint hypermobility syndrome (BJHS). J. Rheumatol. 27, 1777–1779.

[13] Huijing, P.A., 1999. Muscle as a collagen fiber reinforced composite: a review of force transmission in muscle and whole limb. J. Biomech 32 (4), 329–345.

[14] Huijing, P.A., Baan, G.C., 2008. Myofascial force transmission via extramuscular pathways occurs between antagonistic muscles. Cells Tissues Organs 188, 400–414.

[15] Jensen, M.C., Brant-Zawadski, M.N., Obuchowski, N., et al., 1994. Magnetic resonance imaging of the lumbar spine in people without back pain. N. Engl. J. Med. 331 (2), 69–73.

[16] Kenyon, K., Kenyon, J., 2009. The Physiotherapist's Pocket Book. Churchill Livingstone.

[17] Ker, R., 1999. The design of soft collagenous load-bearing tissues. J. Exp. Biol. 202, 3315–3324.

[18] Langevin, H., 2006. Connective tissue: A body-wide signaling network? Medical hypothesis. Elsevier Vol. 66, Issue 6, pp. 1074–1077. http://dx.doi.org/10.1016/j.mehy.2005.12.032.

[19] Langevin, H., Fox, J.R., Koptiuch, C., Badger, G.J., Greenan-Naumann, A.C., Bouffard, N.A., et al., 2011. Reduced thoracolumbar fascia shear strain in human chronic low back pain. BMC Musculoskelet. Disord. 12, 203.

[20] Levin, S.M., 2006. Tensegrity: The new biomechanics. In: Hutson, M., Ellis, R. (Eds.), Textbook of musculoskeletal medicine. Oxford University Press.

[21] Luomala, T., Pihlman, M., Stecco, C., 2015. Comparison of the equine and human fascial system. Fascia Research Congress IV Book. Elsevier, Washington.

[22] Maganaris, C., Paul, J., 1999. In vivo human tendon mechanical properties. J. Physiol. 521, 307–331.

[23] Marchuk, C., Stecco, C., 2015. The role of connective tissue in the embryology of the musculoskeletal system: towards a paradigm shift. F1000 Res. http://dx.doi.org/10.12688/F1000research.6824.1.

[24] Panjabi, M.M., 1992. The stabilizing system of the spine. Part I. Function, dysfunction, adaptation, and enhancement. J. Spinal Disord. 5 (4), 383–389. discussion 397.

[25] Panjabi, M.M., 2006. A hypothesis of chronic back pain: ligament subfailure injuries lead to muscle control dysfunction. Eur. Spine J. 15 (5), 668–676. Epub 2005 Jul 27.

[26] Patel, T., Lieber, R., 1997. Force transmission in skeletal muscle: from actomyosin to external tendons. Exerc. Sport Sci. Rev. http://dx.doi.org/10.1249/00003677-199700250-00014.

[27] Pihlman, M., Luomala, T., Heiskanen, J., Stecco, C., 2015. Anatomical findings and co-operative function of m. deltoid and m. brachialis. Fascia Research Congress IV Book. Elsevier, Washington.

[28] Purslow, P., 2010. Muscle fascia and force transmission. J. Bodyw. Mov. Ther. 4, 411–417. http://dx.doi.org/10.1016/j.jbmt.2010.01.005.

[29] Roman, M., Chaudhry, H., Bukiet, B., Stecco, A., Findley, T.W., 2013. Mathematical analysis of the flow of hyaluronic acid around fascia during manual therapy motions. J. Am. Osteopath. Assoc. http://dx.doi.org/10.7556/jaoa.2013.021.

[30] Rosso, C., Schuetz, P., Polzer, C., Weisskopf, L., Studler, U., Valderrabano, V., 2012. Physiological achilles tendon length and its relation to tibia length. Clin. J. Sport Med. http://dx.doi.org/10.1097/JSM.0b013e3182639a3e.

[31] Sahrmann, S., 2011. Movement System Impairment Syndromes of the Extremities, Cervical and Thoracic Spines. Mosby.

[32] Sanchis-Alfonso, V., Rosello-Sastre, E., 2000. Immunohistochemical analysis for neural markers of the lateral retinaculum in patients with isolated symptomatic patellofemoral malalignment. A neuroanatomic basis for anterior knee pain in the active young patient. Am. J. Sports Med. 28 (5), 725–731.

[33] Scarr G. 2014. Biotensegrity, the structural basis of life. Handspring Publishing.

[34] Schilder, A., Hoheisel, U., Magerl, W., Benrath, J., Klein, T., Treede, R.D., 2014. Deep tissue and back pain: stimulation of the thoracolumbar fascia with hypertonic saline. Schmerz. http://dx. doi. org/10.1007/s00482-013-1373-3.

[35] Schleip, R., 2003. Fascial plasticity — a new neurobiological explanation. J. Bodyw. Mov. Ther. 7 (1), 11–19 and 7 (2), 104–116.

[36] Schleip, R., M€uller, D., 2012. Training principals for fascial connective tissue: scientific foundation and suggested practical application. J. Bodyw. Mov. Ther. http://dx.doi.org/10.1016/

j.jbmt.2012.06.007.

[37] Schleip, R., M€uller, D., 2013. Training principles for fascial connective tissues: scientific foundation and suggested practical applications. J. Bodyw. Mov. Ther. 17, 103–115.

[38] Shumway-Cook, A., Woollacott, M.H., 2007. Motor Control—Translating Research to Clinical Practice, third ed. Lippincott Williams and Wilkins.

[39] Sorensen, C., Norton, B., Callaghan, J., Hwang, C., Van Dillen, L., 2015. Is lumbar lordosis related to low back pain development during prolonged standing? Man. Ther. http://dx.doi. org/10.1016/ j.math.2015.01.001.

[40] Standring, S., 2008. Gray's Anatomy: The anatomical basic of clinical practice. 40th edition. Churchill Livingstone, Elsevier. First published: Parker & Son 1858.

[41] Stecco, C., 2015. Functional Atlas of the Human Fascial System. Churchill Livingstone, Elsevier.

[42] Stecco, C., Gagey, O., Belloni, A., et al., 2007. Anatomy of the deep fascia of the upper limb. Second part: study of innervation. Morphologie 91, 38–43.

[43] Stecco, L., Stecco, C., 2009. Fascial Manipulation Practical Part. Piccin, Padua, Italy.

[44] Stecco, L., Stecco, C., 2014. Fascial Manipulation for Internal Dysfunction. Piccin, Padua, Italy.

[45] Stecco, A., Wolfgang, G., Robert, H., Fullerton, B., Stecco, C., 2013. The anatomical and functional relation between gluteus maximus and fascia lata. J. Bodyw. Mov. Ther. 17, 512–517.

[46] Stecco, A., Meneghini, A., Stern, R., Stecco, C., Imamura, M., 2014. Ultrasonography in myofascial neck pain: randomized clinical trial for diagnosis and follow-up. Surg. Radiol. Anat. 36, 243–253.

[47] Tezars, J., Hoheisel, U., Wiedenhöfer, B., Mense, S. 2011. Sensory innervation of the thoracolumbar fascia in rats and humans. Neuroscience 194, 302–308.

[48] Tortora, G., Derrickson, B., 2011. Principles of Anatomy and Physiology, Organization, Support and Movement, and Control Systems of the Human Body, 13th ed. John Wiley and Sons.

[49] Vleeming, A., Pool-Goudzwaard, A., Stoeckart, R., van Wingerden, J.-P., Snijders, C., 1995. The Posterior Layer of the Thoracolumbar Fascia. Its Function in Load Transfer From Spine to Legs. Spine. Vol. 20, Issue 7.

[50] Wilke, J., Engeroff, T., N€urberger, F., Vogt, L., Banzer, W., 2015. Anatomical study of the morphological continuity between iliotibial tract and the fibularis longus fascia. Surg. Radiol. Anat. http://dx.doi.org/10.1007/s00276-015-1585-6.

[51] Yousefi, H., Baniasadi, M., Rostami, M., 2013. The role of fascia around the patellar tendon in force transmission: an experimental study on sheep stifle joint. Biomed. Eng. Res. 2, 71–78.

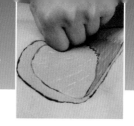

第 4 章

筋膜手法

人类最初就饱受肌肉骨骼问题的困扰，通常是由于过度劳累、受伤、压力或缺乏运动导致。由此引发的问题经常被描述为不明原因的病症。关于治疗方法的早期文献源于中国古代的《黄帝内经》。2000 年后著名的《黄帝内经》被翻译成法语，促进了古典按摩的发展。古希腊、古罗马的传统医学与东方传统医学进行了融合。在此之前，苏美尔人和古埃及人都有关于治疗方法的楔形文字和象形文字记载。随着时间的流逝，新的治疗方式在世界范围内发展。即使在今天，许多新的治疗方法也会不断从先前的治疗系统（如针灸及其相关经络）中吸取经验。如今，由于电脑和新的生产方式出现，人们比以往任何时候都更加需要久坐。从历史的角度来看，我们已经从狩猎者变成了被服侍者（图 4.1）。据估计，85% 的大众都患有一次或多次"肌筋膜疼痛综合征"。根据筋膜手法（FM）理论，筋膜变性是造成这种综合征的关键因素。

既然有这么多的治疗方法，你可能会问，为什么选择 FM? FM 是少数几种从整体角度评估患者的方法之一。根据目前的研究和临床经验，人们已经认识了肌筋膜动力链。这就是为什么在 FM 中，患者的病史如此重要。例如，慢性腰痛的根源可能是 10 年前的一次脚踝扭伤。FM 通过筋膜系统的解剖学和生理学知识，揭示了两者沿着筋膜平面的直接联系，这种联系负责整个身体的"连接"。疼痛的位置往往会导致误判病因。即使是一次陈旧的创伤，甚至童年时期的受伤史，都可能与现在的症状相关。每名患者都是单独的个体，因此即使对待同样症状的患者，治疗方式也不一定相同。FM 试图创建体内平衡以便使身体自我修复。人类有共同的心愿："我们想远离疼痛，并且能轻松地完成日常工作。"FM 是一种将知识和身体敏感度相结合的治疗方法。关于如何治疗患者，最终取决于患者的病史、运动检查、触诊检查和临床推理。

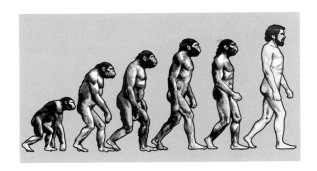

图 4.1　人类进化

　　目前，FM 有三个级别的课程。一级课程是针对筋膜的解剖生理学、协调中心（CC 点）及其序列链的基础知识。二级课程集中在形成对角链和螺旋链的融合中心（CF 点）。三级课程通过评估与内脏筋膜相关的人体拉张结构的 CC 点和 CF 点来帮助解决内部功能障碍。高级课程适用于已经完成前三个级别课程并希望继续提高技能的从业人员。许多 FM 从业者在当地学习小组中分享他们自己的经验。FM 的方法随着研究进展而不断改进。当你掌握了基本的技术后，就会开始领会 FM 强大的治疗能力（图 4.2）。

　　筋膜的治疗在许多方面都很重要。如今，新的研究证实了筋膜问题是疼痛的主要来源，筋膜负责正常的本体感觉和肌肉力量的传导。想象一下，如果从身体中移除筋膜组织之外的所有组织，我们会看到身体的三维轮廓。进化创造

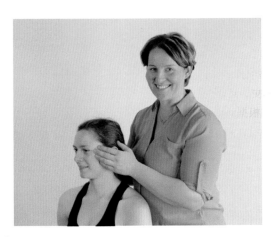

图 4.2　FM 是一个终身学习的过程

了筋膜，这种组织"为身体提供一个结构框架，并维持器官和系统的解剖形态，缓冲和保护筋膜周围的器官和组织，使血液和代谢产物可以通过，以帮助新陈代谢，并且能够储存能量和调节物质的扩散"（Stecco，2015）。筋膜参与众多的身体功能，其中一些功能还有待揭示。近期人们发现，筋膜是感觉器官，这扩大了关于肌筋膜功能障碍和疾病的认知。它也有助于我们了解与人体内部功能障碍相关的更复杂的疾病。

主要原则

为了帮助理解 FM 的实际应用，首先要了解它的基本原则（框 4.1）。本章将讨论 FM 的生物力学模型，包括节段、肌筋膜单元（MFU）、CC 点（CC）、感知中心（CP）以及相关序列。一些 CC 点的位置被罗列出来，以帮助了解 FM 处理肌筋膜系统的概念。本部分从功能的角度介绍 CF 点、对角链和螺旋链。本书并不是一本治疗手册。

框 4.1　FM 方法概述

在筋膜手法（FM）中我们可以找到一些特定的点，称为协调中心（CC）和融合中心（CF）。它们代表了我们身体的张力网络和治疗矩阵。这些点在相应的节段（如颈、肩、膝）有特定的位置。CC 能够在这些区域肌肉力量汇集处被找到，并且被分类成相应的序列（节段之间成系列的 CC 点）。CF 被分成对角链和螺旋链的融合中心，它们的位置靠近关节和支持带。全部的 CC 和 CF 可以在《筋膜手法实践》（*Fascial Manipulation Practical Part*，Stecco，2009）及即将出版的书中找到。

FM 系统包括了病史、运动检查、触诊检查、治疗和评估。FM 的主要目的是平衡身体以使其无痛地发挥功能。根据病史中我们需要假设哪个节段需要治疗。在病史、运动和触诊检查后，选取治疗点，用手指、关节或肘在这些点进行治疗。治疗的每个点都是为了平衡一个序列的主动肌和拮抗肌。受损功能的评估（肌肉测试等）用于在治疗期间评估该次治疗的效果，以确保正确的治疗顺序，并在治疗结束时确认获得了最大的改善。FM 使用独特的评估表，用于收集数据及记录治疗结果（图 4.3）。

框 4.1   FM 方法概述（续）

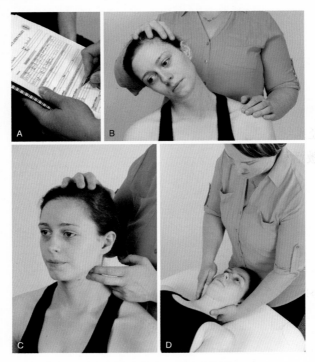

图 4.3   FM 方法概要：病史、运动和触诊检查、治疗和评估

术语

Luigi Stecco 基于拉丁语发明了 FM 的术语和缩写。通过使用这种通用语言，全球 FM 从业者之间都可以进行沟通。

节段

FM 将身体分为 14 个节段。头部（CP，caput）作为其中一个节段，包括了 CP1、CP2 和 CP3 的三个子单元（点）。身体的每个节段都代表一个特定部分，通过运动检查和触诊检查来确定哪些节段需要治疗。FM 总是用于相关的节段，即相邻的节段或间隔一定距离的节段。例如，慢性腰痛的治疗可能从与腰部区域筋膜序列相关的下肢筋膜点开始。节段的概念是基于解剖和功能产生的。将身体部位分为多个节段（图 4.4）有助于定位肌筋膜序列内的病因和代偿位置。

运动方向术语

我们的大脑一般会思考运动空间方向和最终任务。它不能解释单块肌肉的功能。中枢神经系统（CNS）通过创建运动程序来学习和适应。运动程序是一组运动单元的激活模式。Luigi Stecco 基于运动方向推出了一种更具功能性的 FM 语言。

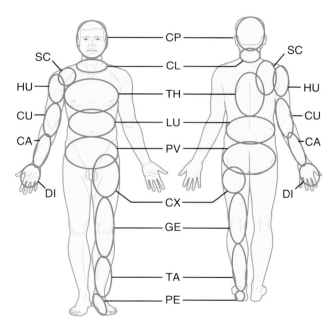

图 4.4　节段图。CP，头，包括头以及三个子单元（CP1，眼；CP2，下颌骨；CP3，耳）；CL，颈，包括颈部及 C1 ~ C7；TH，胸，包括肋骨和 12 节胸椎；LU，腰，包括腰椎，及脐与剑突之间的腹部；PV，骨盆，包括髂嵴、骶骨、耻骨联合、部分坐骨；CX，髋，包括髋关节、大腿上半部分、骶结节韧带和骶棘韧带；GE，膝，包括大腿下半部分，前侧至胫骨结节，后侧至小腿三头肌的近端 1/3；TA，踝，包括膝关节下方至踝关节；PE，足，包括跟骨、跗骨以及所有的跖骨和趾骨；SC，肩胛，包括肩胛骨和肩带肌肉；HU，肱骨，包括盂肱关节、三角肌、肱二头肌以及肱三头肌；CU，肘，包括上臂远端 2/3，前臂近端 1/3，肱二头肌、肱桡关节及肱三头肌；CA，腕，包括前臂远端 2/3，近端腕骨；DI，指，包括手部、远端腕骨、掌骨和指骨

向前运动（AN），指身体在矢状面向前移动。向后运动（RE），表示矢状面的向后运动。向外运动（LA），指在冠状面上侧屈或外展躯体。向内运动（ME），也是指在冠状面上运动；在四肢，相当于内收运动，在躯干则是一种感知功能而不是一个特定的运动。外旋运动（ER），表示在水平面的向外旋转运动。内旋运动（IR），表示在水平面的向内旋转运动。这些方向上的序列在后文中会更详细地介绍。

肌筋膜单元

在 FM 中，肌筋膜单元（MFU）是负责某一节段沿特定方向运动的基本结构。一个 MFU 由运动单元、神经、血管、关节和负责特定运动的筋膜组成（框 4.2）。运动单元由运动神经元支配的肌肉纤维组成。氧和营养物质通过血管运输到肌肉和结缔组织，同时血管也是代谢废物的运输导管。运动单元同时激活单关节和双关节肌纤维。例如，肘关节的屈曲需要激活单关节（肱肌）和双关节（肱二头肌）肌纤维。肌纤维的运动方向与肘关节屈曲（前向或前屈）的方向相同。筋膜是将这些成分结合在一起的要素。如果我们分析这些肌纤维，就可以看到单关节纤维比双关节纤维更深层，并且单关节纤维的质量比双关节纤维要大得多。这就解释了为什么单关节纤维可以在运动过程中产生更大的强度，而双关节纤维能够更好地将张力传导到相邻节段。

MFU 的名称基于在特定方向上的运动解剖平面。每个节段包括 6 个肌筋膜单元；每个运动平面都有两个单元。可以在三个平面（矢状面、冠状面和水平面）以及 6 个方向：向前和向后（矢状面），向外和向内（冠状面）以及内旋或外旋（水平面）中检查节段的运动。AN-HU（肱骨向前运动）意味着前向运动（主动肌），RE-HU（肱骨向后运动）意味着向后运动（拮抗肌）。同样适用于 LA-HU（肱骨向外运动）和 ME-HU（肱骨向内运动），ER-HU（肱骨外旋运动）和 IR-HU（肱骨内旋运动）。这种主动肌 - 拮抗肌的配对作用是治疗方案的重要组成部分，有助于在节段中建立平衡。因此，需要识别每个关节在空间中运动的不同矢量。在治疗这些矢量时，总是需要在主动肌和拮抗肌之间建立适当的平衡，以便在肌肉和关节之间进行适当的协调。

框 4.2

　　在 FM 理论中，肌筋膜单元（MFU）被认为是基本结构（图 4.5）。这是基于运动的解剖平面以及身体控制特定方向运动的能力产生的。一个 MFU 包括以下结构。

　　1. 包括一组能够激活沿特定方向移动身体节段的单关节和双关节肌纤维的运动单元。运动单元包括运动神经元及其支配的肌纤维（细胞）。运动单元激活肌纤维使其能够运动一个关节（单关节），也能够激活跨关节的肌肉（双关节）。例如，当单关节肌（肱肌）和双关节肌（肱二头肌）被激活时会发生肘关节屈曲。两种肌纤维在相同方向上运动使肘关节发生了屈曲。

　　2. 被移动的关节。

　　3. 相关联的神经〔传出神经、传入神经、感受器（梭形细胞）以及血管成分〕。

　　4. 连接这些成分的筋膜。

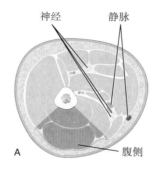

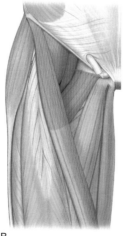

图 4.5　（A）AN-CX 肌筋膜单元的横截面。（B）AN-CX 肌筋膜单元的前面观

　　可以将节段和肌筋膜单元（MFU）想象成蛋糕（图 4.6）。每一角蛋糕代表一个运动方向。你可以从前面（向前运动）或从侧面（向外运动）拿走一角"蛋糕"。联想我们的身体节段，我们也可以在"蛋糕"上方再放一层"蛋糕"。足、踝、

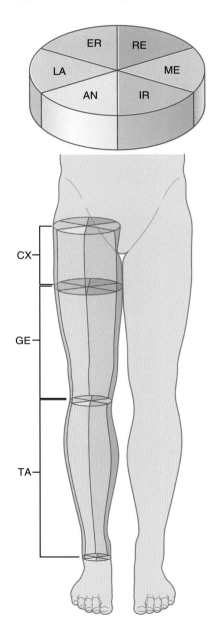

图 4.6 节段"蛋糕"

膝和大腿可以被认为是蛋糕的分层。在四肢上，我们的每块"蛋糕"都有六角，而在躯干有更多的角数（下面将会描述）。向前运动（antemotion）和向后运动（retromotion）等术语更容易帮我们理解身体部位移动的方式或哪一部分有缺失。

在 FM 描述的每个 MFU 中，我们都可以找到两个独立的区域：第一个是覆盖肌肉腹部的筋膜，被认为是 MFU 的主动成分。第二个是关节及其组成部分，即由肌肉收缩引起运动的被动成分。在第一个区域，Stecco 指出了位于深筋膜上的一个点，称为 CC 点。根据 FM 理论，肌肉纤维的力量集中在这些点上，就好像马拉缰绳的力量聚集在车夫身上。在 MFU 中，这些张力的协调是由筋膜的连续性决定的。最后，我们在关节周围找到患者感到疼痛的区域，这个区域被称为 CP 点。

在描述 CC 点和 CF 点时，我们使用的术语是运动单元和 MFU。一个肌筋膜单元（MFU）是由矢量力形成可识别的 CC 点和 CF 点的空间。在 FM 中，由 CC 点形成的线称为序列。CF 点沿节段形成对角链和螺旋链。这些线和点负责肌筋膜运动的协调和完善。

协调中心

可以将 CC 点和筋膜想象成大风中的气球。如果你把气球系在绳子上，风就会吹动它。如果你再拿一根绳子系在气球上，气球会变得稳定一些。但稳定只存在在两条绳索之间。在其他所有方向，风仍然能吹动气球。从其他方向增加的绳子越多，气球就越稳定。筋膜就像系在气球上的绳子一样，通过控制和转移肌肉和筋膜的力量将组织维持在有利的位置（图 4.7）。CC 点是所有这些绳子（肌肉力量的向量）在肌肉收缩期间汇集的点（框 4.3）。这些力是由肌筋膜单元（MFU）的单关节和双关节肌纤维产生的。

为了使肌筋膜的拉伸和力汇集到筋膜的特定点上（称为 CC），部分肌外膜就必须能在其下的肌纤维上自由滑动。而另一部分的筋膜紧密附着在骨骼上，分隔连续的单元，形成单个 MFU 的张力。这种结构可以在身体的每个 MFU 中找到。CC 通常位于覆盖肌腹的深筋膜内，很少靠近关节。这些点的命名首先使用运动方向的缩写，例如 AN（向前运动），然后添加节段名称的缩

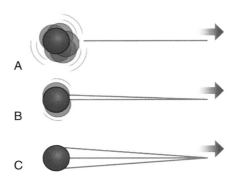

图 4.7 把肌筋膜单元的稳定性想象成气球和绳子。（A）一根绳子并不能稳定气球的运动。（B）两根绳子可以使气球稳定一些。增加第三根绳子（C）使气球更加稳定。筋膜的作用就像绳子一样将组织固定并控制它们的运动。这个气球可以被想象成协调中心（CC）

写，例如 HU（肱骨）。这种组合代表了 CC 的位置，如 AN-HU 位于上三角肌内侧的前部与二头肌腱的长头处。

运动方向发生在筋膜网的向量上。根据区域的不同，筋膜可以自由活动，也可以紧紧地附着在底层或周围的组织上，而在某些部位，筋膜与骨骼相连。关节附近的筋膜层运动较少。关节更需要本体感觉和稳定性。肌肉和筋膜交汇的广阔区域需要更多的运动。这些区域的主要作用是传导力和运动（上肢和下肢）。在这些区域中，由于筋膜层之间的疏松结缔组织通常是水合的，所以筋膜层可以像两片丝织物一样滑动。肌筋膜扩布和肌纤维附着物产生正常的筋膜张力。所有这些特性都是为了生成具有正常 CC 和 CF 功能的矢量力。肌筋膜系统中的功能障碍和代偿可以改变筋膜内的向量。CC 是积累张力的部位。消除这些点的筋膜功能障碍可以恢复正常的肌梭功能，从而使神经系统正常工作。

框 4.3　CC

协调中心（CC）（图 4.8）是肌肉力量的向量在深筋膜汇集的点。它们的作用类似于罗马战车。如果一匹马拉力太大，驾驶者就很难驾驭这辆战车，并且战车的方向将会改变（图 4.9）。CC 可以被看成是战车的驾驶者，而张力线相当于马匹。如果驾驶者（CC）不能够驾驭这些马，那么整个战车将会受损，导致功能异常。CC 形成的序列就好像阅兵式上的一长队战车。每台"战车"（CC）有它自己的作用，最终这些"战车"将连成一排无痛的运动模式。

框 4.3 CC（续）

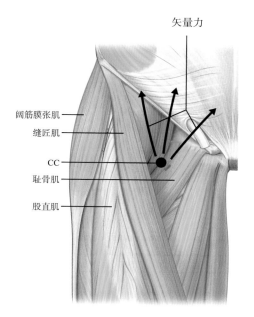

矢量力

阔筋膜张肌

缝匠肌

CC

耻骨肌

股直肌

图 4.8 协调中心的向量图示

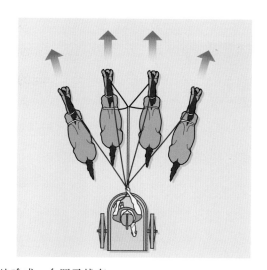

图 4.9 协调中心：比喻成一台罗马战车

感知中心

肌肉中的每个 CC 都有一个发生感知的牵涉区域。如果 MFU 的单向力不同步、不协调或张力过大，则会过度压迫位于关节周围的关节囊、韧带和肌腱的机械感受器。CP 代表了感知关节运动的位置，它与患者疼痛的区域相关。由于 CC 的致密化，CC 上的压力可能使疼痛转移到关节区域（CP）（图 4.10）。

序列

序列由在一个方向上运动的所有 MFU 组成。腱膜的精确结构为这些序列提供了解剖学基础。实际上，每个 MFU 中的双关节肌纤维连接着同一个方向的 MFU。此外，在每个 MFU 中部分双关节肌纤维插入到将一个关节（节段）与下一个关节（节段）连接的深筋膜上，张力因此连接到其他节段（Stecco，2009）。这种肌筋膜连续性使 MFU 同步，从而形成有力而精确的运动。一个肌筋膜序列（MFS）在一个方向（平面）上进行同步多个节段的运动。同一空间平面（矢状面、冠状面或水平面）上的一组 MFS 是相互拮抗的。主动肌和拮抗肌必须始终保持平衡，否则与肌筋膜序列相关的整个空间平面就会被破坏。由于筋膜广泛的本体感觉神经支配，这些序列也在三维空间平面监测直立

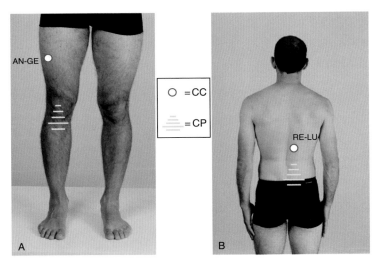

图 4.10　关于感知中心的两个例子。AN-GE 产生的疼痛在膝前部，髌骨下方，RE-LU 产生的疼痛在骶骨上方

姿势中起作用。

FM 方法是基于 MFU 和筋膜汇合点（CC、CF）的概念形成的。Luigi Stecco 创建了运动和触诊检查，以强调肌筋膜系统中的问题。CC 能够形成线，这些线根据它们的运动方向命名。使用这个系统可以指导治疗师解决问题。第一步是学习 FM 语言来了解这个方法。使用缩写使治疗过程更快更容易。

向前运动序列

向前运动指的是身体部位在矢状面上向前运动。上肢序列是由解剖位置、手掌朝前形成的。CC 点 AN-CU 指肘屈曲，CC 点 AN-HU 指肩屈曲。CC 点常在肌肉和筋膜层的交叉处，如 AN-CU 位于肱二头肌中部三角肌止点水平上。

下面是一个常见的膝关节前部不适的病例，可能与向前运动筋膜序列有关（图 4.11）。AN-GE 与其他 CC 的致密化可能造成由下坡、下楼或下蹲引起的膝关节前部疼痛。膝关节的 CP 常位于膝关节前部。CC 点 AN-GE 位于大腿中下部股直肌和股外侧肌之间。如果这点发生异常，触诊 AN-GE 时因筋膜滑动受限而有致密感。即使疼痛在膝关节前部周围，AN-GE 通常有高度触痛，在触诊前通常无症状。在这类病例中，患者也可能有髂筋膜、髋部或腹股沟的慢性疼痛病史。髋部和腹股沟疼痛可能出现在膝痛之前。在这个向前序列中，也可以触诊 AN-PV 点，它位于髂前上棘内下方的髂肌筋膜上。从解剖和功能上来说，AN-PV 很重要，因为腹股沟韧带区域是腹部肌肉和大腿肌肉的附着点。也许这名患者曾经的阑尾切除手术影响了髋关节和膝关节的筋膜，膝痛会是由于之前髋关节甚至是腹部手术创伤而造成的代偿性问题吗？

在向前的序列中，治疗师可能会在胸前发现一个致密化的 CC 点 AN-TH，它位于肋弓的上缘，第 7 肋和第 8 肋之间，腹直肌与胸大肌的交点处。这个部位的疼痛常被患者描述为压迫或呼吸问题。这条向前序列继续在胸小肌上朝着上肢延伸。焦虑也可能与这个区域有关。这个点的 CP 通常在 CC 点的上方，靠近胸骨。之前提到的 AN-HU 点也位于向前序列。这个 CC 点的改变可能会引起肩前部疼痛，在某些情况下被诊断为关节囊炎。这一点的 CP 常出现

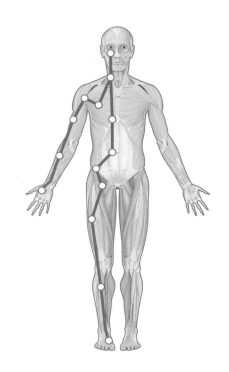

图 4.11 向前运动序列

在上部肩峰附近。肩痛可能与近端或远端的问题有关。

　　头部区域的一个例子是 AN-CP3（CP，头，颅骨），可以在下颌骨下缘的二腹肌肌腹上触诊到。对于张口时弹响或疼痛的患者，触诊时这一点往往是致密的。张口时两侧有偏差很常见，这个 CP 常出现在颞下颌关节（TMJ）区域。此区域受压迫的患者可能患有牙病或磨牙症。

向后运动序列

　　向后运动（RE），代表矢状面的向后运动（图 4.12）。在躯干中，它是从头骨、颈椎到骨盆的向后运动或延伸。当然，上肢和下肢也有向后运动。躯干中的点位于从 RE-CL 到 RE-PV 的竖脊肌上。经常与慢性腰骶疼痛相关的点是 RE-LU，位于 T12 ~ L1 水平的竖脊肌或胸腰交界的区域。在背部向心或离心运动中，症状常加重。这个区域的 CP 常出现在腰骶区，是筋膜失衡的典型表现。这条向后序列延续到骶结节韧带（RE-CX）及股后肌群（RE-GE），位于

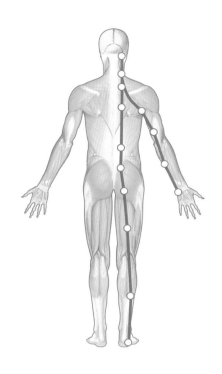

图 4.12　向后运动序列

臀部褶皱与腘窝中间的股二头肌上。RE-GE 通常与腘窝的疼痛（CP）相关。
这个区域的功能障碍可能会随着时间的推移导致腘窝囊肿。膝关节屈曲时可能
产生痉挛。上肢的向后序列从冈下肌到肱三头肌的外侧部，通过尺侧腕伸肌到
达终点 RE-DI（指），位于小指展肌上，抵着第五掌骨。这个区域的功能障碍
可能会限制握手或导致握拳时疼痛。小指展肌的主动收缩可能会重现症状。

　　头部 RE-CP3 的 CC 点可能涉及颈部或肩部疼痛。这一点可以在枕外隆突
外侧触诊到。RE-CP3 可能与头痛或眩晕有关。上肢的针刺感（感觉异常）通
常与上肢序列的筋膜致密化有关。

向外运动序列

　　向外运动是指在冠状面上侧屈或外展身体（图 4.13）。在下肢，LA-CX
和 LA-GE 控制髋关节和腿部的外展运动。这些点位于阔筋膜张肌和髂胫束
的中间，靠近股二头肌短头。在上肢，LA-HU 通过上臂的外展而被激活。

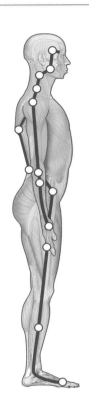

图 4.13 向外运动序列

三角肌的外向纤维参与了这一活动。躯干的侧屈与 LA-LU 和 LA-TH 相关。这些点影响了腰方肌和胸髂肋肌。在躯干，能够通过处理对侧的 CC 点使拮抗肌平衡，但不是必须要平衡相同水平上的对侧 CC 点。如果触诊检查呈阳性体征，那么右侧的 LA-LU 可以通过左侧的 LA-TH 进行平衡。在四肢上，则是同一肢体的向内运动序列与向外运动序列相平衡。

膝关节不稳定和膝关节"打软"的感觉常伴随 LA-GE 的致密。与 LA-GE 相关的 CP 可以位于髂胫束止于腓骨的部位。患者通常抱怨外侧膝痛。这个区域在踢球和跑步运动中经常被过度使用。高强度运动可能会影响髂胫束而导致失衡，包括大腿的紧绷。腰痛患者常见的一个 CC 点是 LA-PV。它位于臀大肌的外侧肌纤维和臀中肌的后纤维之间，在髂后上棘与大转子之间。该区域的 CP 最常见的是沿着臀部和髂胫束，也可能会向腰部牵涉。患者会主诉腰部有疲劳或紧绷感。

那些压力大并夜间磨牙的患者会倾向于 LA-CP3 密度变大。这种口腔功能异常被称为磨牙症。LA-CP3 位于咬肌的中心，其 CP 经常牵涉到颞下颌关节（TMJ）。由于咬肌是 TMJ 的主要运动区域之一，因此该区域的损伤可能导致下颌骨的不协调运动。这些人经常主诉颈部或肩部疼痛，甚至手指麻木。另一个有趣的点是 LA-SC。这个 CC 点位于斜方肌的前缘，朝向斜角肌。它的 CP 可以沿着上行的斜方肌朝向颈部。这一点在颈部和肩带区域的几块肌肉的连接处。人们会因为长时间伏案而影响这个区域。向外运动序列在上肢的 LA-DI 点终止，其位于第一和第二掌骨之间的第一骨间背侧肌上。FM 作用于延伸到外展肌和其他手指的肌腱之间的筋膜上。在这个区域也可以找到针灸穴位 LI4，被称为"合谷"，是上肢的常见痛点。

向内运动序列

向内运动序列（图 4.14）位于人体中线，即前部的白线和后部的棘突上。在躯干，该序列具有感知作用，而与肌肉骨骼运动不相关。在四肢，向内运动是冠状面控制肢体内收运动的重要序列，能够平衡向外运动序列。例如，腿部的内收由 ME-TA、ME-GE 和 ME-CX 的 CC 控制。这些点位于下肢内侧的腓肠肌和内收肌上。上肢的内收是由 ME-CU 控制的。这个点位于上臂内侧、肱骨内上髁上 4cm 处，与上臂的肌力传递有关。这一点往往与网球肘有关。它的 CP 可以出现在肱骨内上髁的区域。上肢 ME 序列终止于小鱼际肌的中部。

当有膝关节或臀部问题时，通常会改变的 CC 是 ME-GE 点。它位于缝匠肌的后面和股薄肌的前面。你可以在大腿内侧膝上 4～5 横指处触摸到这个 CC。该区域的 CP 在膝关节的内侧区域。由于内收肌是下肢的控制肌和稳定肌，所以在受伤或创伤后，这些内侧点可能会发生致密化改变。在躯干，这个序列更有感知作用，并且经常与内部功能障碍问题有关的 CF 一起进行治疗。向内运动序列的后部协调中心是从枕骨到骶骨的底部，在棘突线上。向内运动序列的前部是从下颌骨到耻骨的前端。在躯干区域，ME-SC 点与上肢或肩带问题相关。这一点的位置是在胸大肌腱下的第 4 肋间隙。这一点的改变可能与肩部疼痛和无力有关。

每个 CC 序列和 CF 对角链都有位于眼睛附近的点，并且经常需要治疗。

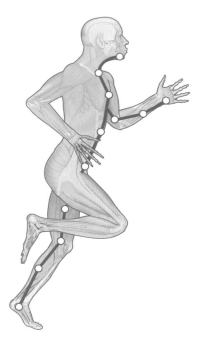

图 4.14 向内运动序列。向内运动序列也存在于从枕骨切迹至骶骨基底部的一条棘突线上。在图中，四肢的向内运动序列只有前面部分的协调中心能够被看见

头痛、视力和听力障碍需要触诊这些点。眼科疾病，包括斜视，可能与 ME-CP1 有关。该区域的 CP 常在眼睛内角附近。

外旋序列

这个序列控制水平面上的向外旋转。旋转运动在我们的日常事务中经常用到。髋关节的外旋由位于梨状肌上的 ER-CX 控制。腰痛伴下肢牵涉痛的患者往往有臀肌中部的敏感性增加。坐骨神经痛可能与此 CC 有关。在大腿区域，ER-GE 点位于股二头肌短头外侧隔膜上。当下肢的背面或侧面疼痛时，这一点通常是致密的。这个区域的 CP 在外侧膝部。下蹲的问题可能与之相关。沿着这个序列，接着是 ER-PV，通常与腰痛有关。ER-PV 位于臀中肌上，在髂嵴的最高点之下。患者通常会主诉骶骨或腰部疼痛，以及带状疼痛，这非常典型。这一点的 CP 位于髋关节的外侧。在治疗这一点时，患者可能会主诉腹股沟牵涉骶骨的骨盆区域不适。从治疗角度来看，这个序列可以在躯干平衡好几

个序列。根据触诊结果，左侧 PV 外旋可以通过右侧 PV 外旋或左侧内旋来进行平衡（图 4.15）。

颈部旋转可能与 ER-CL 有关。它位于 C2/C3 水平，肩胛提肌附着点。常常涉及颈部和腰部区域的旋转问题。患者常主诉在转动头部或尝试向后旋转颈部时疼痛。与颈痛及肩带痛紧密相关的是 ER-SC。它位于肩胛骨内上角的肩胛提肌肌腹上。这一点在颈部区域有一个 CP。肩胛骨和肱骨之间可能存在不同步。患者主诉这个 CC 的症状是颈部或肩部疼痛，有些存在手部牵涉性感觉异常。

上肢有 ER-HU 点。它位于冈下肌和小圆肌的远端及三角肌的后束纤维上。当上肢进行举、握、推或拉时，这个区域是一个重要交叉点。这一点的 CP 通常在盂肱关节周围。上肢检查可能表明，前臂旋后运动与 ER-CA 有关。这一点在指伸肌和拇长伸肌上。腕部和前臂的损伤可能影响肩部区域。慢性病变可能会导致指伸肌肌腱囊肿。该水平序列在第三和第四或第四和第五掌骨的

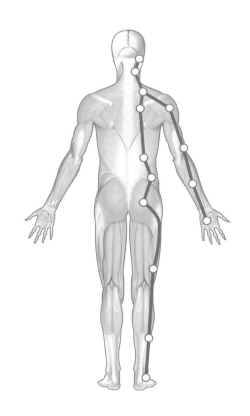

图 4.15 外旋序列

手背筋膜终止，即 ER-DI。

在头部区域，我们可以找到一些与上颈部问题相关的有意义的点，包括眩晕、耳鸣和头痛。ER-CP3 点位于乳突切迹并与耳后肌肉相连。这个区域的 CP 经常在前额上。

内旋序列

内旋序列是水平面的内旋运动（图 4.16）。该序列能够平衡外旋序列。下肢内旋的一个例子是髋关节向内旋转。该运动由 IR-CX 的 CC 控制，位于股三角内。另一个下肢内旋的例子是 IR-GE 点，它位于股内侧肌的肌腹，通常与膝痛有关。这一点的 CP 是膝关节的内侧区域，与内侧半月板和内侧副韧带损伤有关。

在躯干上，内旋序列从 PV、LU 和 TH 的 IR 点向上到胸锁乳突肌的两个头之间。在这一区域，IR-CL 点参与了颈部的内旋运动。症状常与斜颈和头部

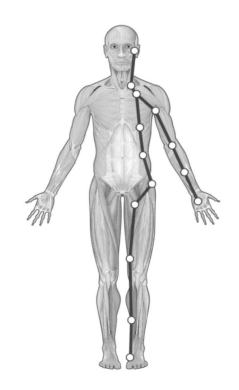

图 4.16 内旋序列

转动受限相关。颈部、胸部和腰部运动由外旋点来平衡。胸部向左侧旋转可以通过左侧的内旋和右侧的外旋来进行平衡。在腰部区域，IR-LU 点位于腹外斜肌上第 11 肋的尖端。腹部或腹股沟部位的疼痛可能会减少腰椎或胸椎的旋转幅度。呼吸问题和胸腔内疼痛也可能来自 IR-TH 区域影响。这个点的 CC 在乳头下方的第 5 或第 6 肋间隙。头部的 IR-CP3 发生致密化可能是造成磨牙症、压力增大和饮食问题的原因。这一点位于下颌骨后面，在耳垂和下颌骨之间。这一点的 CP 表现在颞下颌关节的周围。从头部向下到锁骨下肌，我们可以在锁骨中 1/3 处找到 IR-SC 点。这点往往与锁骨内侧头的疼痛相关。

上肢的内旋序列从 IR-HU 点开始，位于胸大肌和喙锁筋膜下方。IR-CU 的 CC 可能因在工作或修理物品时前臂过度使用而变化。它位于参与旋转运动的旋前圆肌上。肱骨内上髁是经常发生疼痛的区域。这个 IR 序列在手掌第二至第四掌骨下方的掌长肌终止。在手掌上，筋膜不能自由滑动，因为它更多地涉及抓握和握持功能，因此在该区域的致密化通常与使用工具和手指或手腕的损伤有关。CC 序列需要 CF、对角链和螺旋链的帮助来维持日常生活中的功能以及完成精细动作和本体感觉的任务。我们现在来了解一下 CF。

融合中心

肩关节的前屈表示矢状面的运动。这个力是由特定的 MFU 产生和控制的，它能够从 MFU-AN-HU 开始激活这个运动，位于三角肌的前部，在肱二头肌的长头内侧。当上肢屈曲时，肘关节和腕关节同时运动，整个 MFU 就会被激活。沿着这条线的相邻 CC 形成一条序列。但是正如我们所知，运动并不仅仅发生在单一的平面上。例如，我们的手臂不只做向前或向外的单一方向运动。Luigi Stecco 意识到这一点，发现了所谓的 CF。CF 表示单侧序列之间的中间移动范围。CF 位于两个单平面 MFU 汇聚的位置，以便同步两个相关 MFU 动作。它们位于不同筋膜交叉处的腱筋膜上，保证在两个运动方向之间的渐进、协调和调节。

CC 更多针对肌梭问题，而 CF 与高尔基腱器和鲁菲尼小体、帕西尼小体相关。例如，AN-LA-HU（前外侧肱骨的 CF）控制位于肩向前运动与肩外侧运动之间的所有中间运动。实际上，人体几乎所有的功能、日常任务和动作都不会发生在单个解剖平面上，而是在两者之间。这就是为什么我们需要所有解剖平面的协调，以及在序列之间产生力量和控制运动的能力。CF 的一个重要作用是在中间运动上，在这个例子中，LA-HU MFU 可能比 AN-HU MFU 更活跃。换句话说，一个 MFU 中的活动增加，会减少相关联 MFU 的活动。这是一种不协调的情况，或者如一些人所说，这迟早要出问题。某个网球运动员可能主诉肩外旋时疼痛，但却没有明显的诱因，那么这可能是由于筋膜不协调引起的。当然，AN-LA-HU 也可能由于曾经肘或腕（腕 AN-LA-CA 或肘 AN-LA-CU）的外伤而发生致密化。因此，CF 的一个重要功能是协调或平衡在两个平面的 MFU 之间运动过程中被激活的中间肌纤维。肩关节是一个球窝关节，可以做 360° 运动，包括所有解剖平面和它们之间的过渡平面。因为 CF 与复杂运动有关，所以总是涉及旋转因素，因此，处理 CF 的时候，若有必要也会处理水平面的 CC。

另一个例子是 AN-ME 序列，它在向前或向内 MFU 序列的活动中有不同程度的激活（图 4.17）。因为功能运动总是包括旋转，所以有第三方向量。在

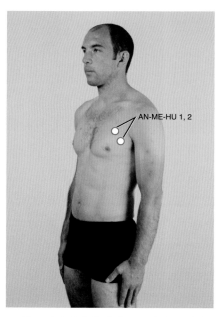

图 4.17 融合中心 AN-ME-HU 位于腋窝边缘的胸廓上。它协调胸大肌、喙肱肌和背阔肌的运动

AN 和 ME 之间有一个称为 IR-HU（内旋肱骨）的 MFU，位于胸大肌之下，喙锁韧带和肩胛下肌筋膜上。根据运动分析 AN 和 ME 分别对应屈曲和内收。IR-HU 产生内旋运动。这三个 MFU 结合形成 AN-ME 方向。考虑关节及其功能，当手臂朝向屈曲（AN）和内收（ME）移动时，必须有相关的内旋（IR），否则无法完成该运动。CF 存在于两个序列的连接处（框 4.4）。这种关节运动和同步滑动 - 滚动动作在手法治疗史中有描述（Banks 和 Hengeveld，2013；Cyriax，1984；Kaltenborn 和 Evjenth，2002；Maitland 等，2001）。

框 4.4

　　CC 大多位于肌腹上，它们与肌梭相互作用，同步单向运动。当需要力量或肌肉和筋膜的连接处产生张力时，它们被募集。

　　CF 位于支持带和关节周围的结构、关节附近的肌腱上，在躯干上它位于一些肌肉的融合线上。图 4.18 为在手腕处的支持带区域。CF 与高尔基腱器相互作用以反馈肌肉力量、关节位置和方向。它们通过直接（通过肌腱）或间接（通过相连骨骼的运动）拉伸支持带被募集。因此，CF 位于两个不同的肌筋膜单元（MFU）交界处，能够将两个 MFU 同步。位于腱筋膜的 CF 穿过了不同的筋膜平面。它保证两个运动方向渐进、谐调和调节（Stecco，2004）。

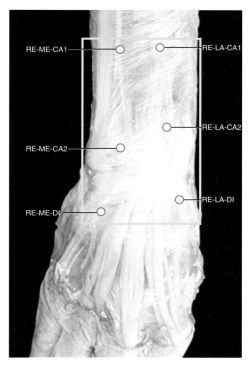

图 4.18　手腕背侧的融合中心

运动的对角链系统

CF 沿着类似于 CC 序列形成。CC 线称为序列，CF 线称为对角链。有四条对角链：两个在前侧，为 AN-ME 和 AN-LA；两个在后侧，为 RE-ME 和 RE-LA。这些对角链是从两个相邻的 CC 序列中派生出来的。对角链组合成单向的 CF。对角链对应序列之间发生的运动（图 4.19）。这类似于 Herman Kabat 对本体感觉神经肌肉促进（PNF）运动的思想，它也沿着四个对角链方向工作。康复重点是对角链激活而不是单块肌肉激活（Adler 等，2008）。对角链模式的激活是一种展示人类大脑如何运作的方式。Stecco 的这些理论（2004），也正是基于运动的方向性，而不是基于某块肌肉。Stecco 认为，收缩力主要取决于受刺激的运动单位的数量，中枢神经系统并不能识别单块肌肉的活动。中枢神经系统只能识别一般模式的运动。

沿着对角链的 CF 在 CC 序列之间形成一条融合线。我们大部分的日常活动，如拿起一杯水，需要许多不同平面的 MFU 与附近的节段联合作用，对角链对这些任务进行精确调节。因此，对角链是非常必要的。如果仅使用 MFU 进行日常工作，我们首先会在一个解剖平面内抬起上臂，然后将其横向转移到另一个平面上。这样的运动会形成角度，轨迹甚至呈方形，这不具备实用功能性。机器人就是这样进行运动的，因为硬盘中保存了固定的编码，而人类需要对整个肌筋膜系统进行微调和激活。

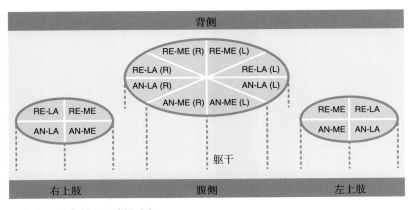

图 4.19 融合中心对角链"蛋糕"图

当我们伸手时，只使用所需的力量，而力永远不会只由一个 MFU 序列产生。根据角度和运动线，我们使用合适的 MFU，并且在适当的运动中只激活一定数量的 MFU（框 4.5）。通过 CF，我们的中枢神经系统能够适当地调节

框 4.5

　　运动单元被通过"全或无"原则激活。运动神经元支配特定数量的肌纤维。当电刺激通过神经时肌纤维被激活。一个肌筋膜单元包括很多激活的运动单元。实际上，人们只有激活足够的运动单元才能够完成一个运动。一个 γ 神经控制着肌梭细胞（梭内肌纤维），最终控制着梭外肌纤维收缩。这种作用基于反射，运动皮层可以不直接参与（图 4.20）。

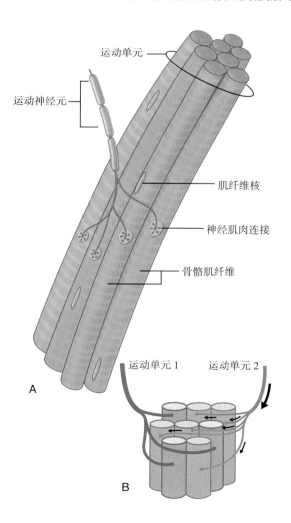

图 4.20　激活的运动单元

MFU 之间的力量，使其平稳而协调地运动。这是一个例子，我们的大脑在 CC 的帮助下协调运动，并使用 CF 进行微调。

当我们向前走路时，运动似乎发生在矢状面上。但是步行本身是一个不同功能的复杂组合，包括许多的节段和不同的平面。当沿着矢状面向前运动时，每走一步，体重沿着冠状面从一侧传递到另一侧，同时水平面被激活并允许旋转运动。在下肢和上肢，CF 排列成四个对角链：AN-ME、AN-LA、RE-ME 和 RE-LA。行走和步态在运动学上可以被描述为足跟着地—中间相—足趾离地的循环：一只脚着地（足跟着地，触地时相），然后继续到中间相，身体的重量在脚部和整个腿部移动，而另一条腿向前摆动，开始新的触地时相。在体重转移过程中，身体向前和横向运动。髋关节同时发生向后和向内运动。特别是在髋节段和膝节段中，由对角链 RE-ME 控制。在首次触地后，RE 序列开始负责产生主要力量，但是 ME 运动（髋内收）的作用取决于冠状面的运动量。正如之前在伸手的例子中所讨论的一样，在步态上，运动应该是平稳的。RE-ME-GE 和 RE-ME-CX 的 CF 是 RE 和 ME 运动之间的微调力量。

例如，如果患者在步行时主诉疼痛，则致密点可能位于下肢的 RE-ME 对角链和大腿的前侧和外侧部分，在这种情况下，AN-LA-CX 可以作为 FM 处理的平衡点（图 4.21）。这只是步态周期的一部分，其余部分将在下面的螺旋链中进行讨论。

运动的螺旋链系统：控制和微调以达到最佳性能

螺旋链代表 CF 在筋膜上产生的螺旋状张力的总和。它们对于调节复杂的活动或像行走这样的运动是必要的（Stecco，2004）。诸如游泳或跑步等复杂运动，以及涉及身体两侧使用的大多数运动，都是 CF 形成的特定模式的螺旋链运动。螺旋链将 CF 在特定的形状上联合起来，以解释游泳或跑步等复杂的和大多数涉及身体两侧的运动。它们与 CC 序列一起负责处理在运动期间释放的力量和反作用力。正如后面所解释的，螺旋链同步相反方向上的 CF。它们涉及复杂运动模式的协调，或两个或多个相邻节段之间的相反动作（图 4.22）。

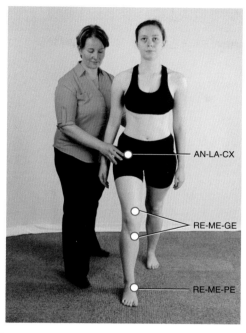

图 4.21　向前迈步的评估

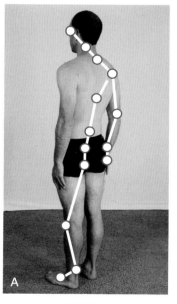

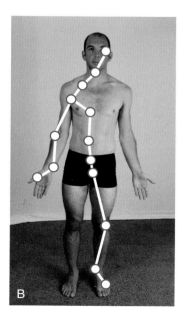

AN-LA-CP

RE-ME-CL

RE-ME-SC

RE-ME-HU

AN-LA-CU

RE-ME-CA

AN-LA-DI

RE-ME-TH

RE-ME-LU

RE-ME-PV

RE-ME-CX

AN-LA-GE

RE-ME-TA

AN-LA-PE

图 4.22　AN-LA 螺旋链

在下肢有 4 个螺旋路径的 CF。它们以 PES（足）节段起始的 CF 螺旋链命名（Stecco，2004）：RE-LA-PE、RE-ME-PE、AN-LA-PE 和 AN-ME-PE（图4.23）。螺旋链通常起于手、足或头，通过躯干传递（也可以起于下一个近端区域，如踝或腕）。4 个对角链 AN-LA、AN-ME、RE-LA 和 RE-ME 也同样存在于上肢。

躯干的螺旋链起于头部。头部是整个躯干的动力向导。CF 在身体两侧形成两个对角链。在躯干前侧，白线两边有 AN-LA 和 AN-ME 对角链。在躯干后侧棘突的两边也有 RE-LA 和 RE-ME 对角链。躯干螺旋链将 CF 的对角链与功能运动模式连接起来（图 4.24）。

在行走或进行技巧动作时，螺旋链使我们能够在复杂动作中控制力量和发力。例如，武术踢腿动作需要同时具有爆发力和良好的灵活性。在步态周期中，不同的节段以相反的方式运动。当踝关节背屈（向前）时，膝关节屈曲（向后），而髋关节前屈（向前）。独立控制所有这些节段和它们的运动是不可能的，或者至少这种运动将是非常缓慢或有角度的。因此，螺旋状系统是唯一合理的解决方案；在整个肌肉骨骼系统中，它可以控制一条"线"，即主动肌和拮抗肌。

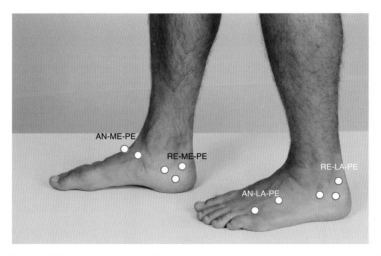

图 4.23 螺旋链起始点。RE-LA-PE 螺旋链开始于跟骨的后外侧区域，朝向胫骨前内侧区域；RE-ME-PE 螺旋链也起于跟骨后侧区域，位于 RE-LA-PE 螺旋链起点的内侧面。从跟骨内侧面向上走行到胫骨前外侧区域。AN-LA-PE 螺旋链起于足前外侧，朝胫骨后内侧靠近跟腱处区域走行；第四条螺旋链是 AN-ME-PE，起于足的前内侧胫骨前肌止点处，向着胫骨后侧、跟腱外侧走行

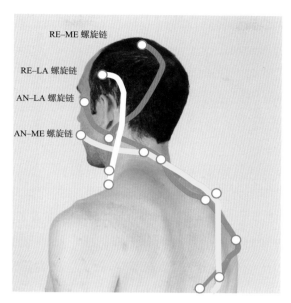

RE–ME 螺旋链
RE–LA 螺旋链
AN–LA 螺旋链
AN–ME 螺旋链

图 4.24　头部的螺旋链

螺旋链运动举例

步行

步行是人类的一种基本运动。自亚里士多德时代开始，人类一直在努力去理解和观察行走、踏步和步态。尽管如此，目前仍有许多关于如何观察步态，以及如何分析和定义足跟着地或中足着地的争论。如何达到最佳步态，重要的是要明白行走时移动的是整个身体，而不仅是足。足和足踝在移动，同时移动的还有膝、髋、骨盆、脊柱、肋骨和上臂。所有节段都参与其中，任何节段的障碍都可能导致其他节段失调从而影响步态。一个节段的障碍会影响整个运动模式，例如重建前交叉韧带的患者膝关节屈曲幅度会变小（Shi 等，2010）。步态模式的错误（有时称为病态步态模式）最常见于肌肉骨骼问题，包括僵硬、疼痛或关节错位，也可能存在神经系统疾病（多发性硬化症、脑瘫、肌萎缩性侧索硬化症等）、先天性异常或其他影响运动的疾病（图 4.25）。

一些学者将步行定义为一个受控的向前下降动作，而另一些学者认为，运

动是沿着需要最少能量消耗路径的重心转换（Vaughan，2003）。 Physiopedia
（2015）列出了步行的顺序。

- 启动并激活中枢神经系统的步态命令。
- 步态系统向周围神经系统传递。
- 肌肉收缩。
- 生成几个力。
- 通过滑膜关节和骨骼节段调节关节力和力矩。
- 产生地面反作用力。

很明显，力的产生（特别是在功能运动中）需要许多节段和解剖平面的参
与。MFU 不能处理步行所需的所有力。前面提到过，CF 有助于保持这些力的
平稳融合。然而，CF（对角链）并不能全部吸收这些力量。如上所述，MFU
序列沿着解剖平面产生力，而对角链表示 MFU 之间的中间平面。人体共有 10
条线（6 条 MFU 和 4 条 CF）。在步行过程中，CC 序列和 CF 对角链不能解释
出现的所有变化，例如在步态周期中。在步态周期的站立中期，足踝处于背屈
状态（向前运动），膝关节处于屈曲状态（向后运动），髋关节屈曲（向前运
动），同时由于重量转移（向外或向内运动）而产生侧方的力。通过水平面的
骨盆旋转，整个小腿中存在旋转力量（内旋或外旋）。

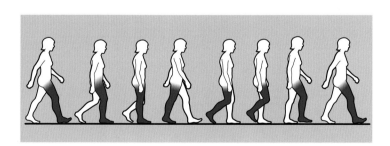

图 4.25　步态周期

踢腿

跆拳道是一项韩国武术和奥运项目，包括各种踢腿、拦截和拳打技术。所
有这些技术强调高速和精确，因为时机和准确度对于任何打斗运动都是必不可

少的。在跆拳道和其他武术中，需要不断练习、示范和检验精度、速度和力量，这是一种在韩语中被称为"kyukpa"的特殊突破技术。练习从一个软板开始，然后是小的薄板，接着再到更厚、更大、更坚固的木制和石制目标样砖。侧踢（韩文，yop chagi）在跆拳道中是非常典型的动作，它展示了力量和意志（图 4.26）。与此同时，它是三维螺旋力产生的一个很好的例子。踢腿首先是将膝关节向前抬起，同时将支撑腿向外侧打开，以打开骨盆和髋关节。这样在髋部和盆腔运动的末端具有最大的灵活性，可以有更多的自由空间。抬膝实际上是髋部屈曲（向前）运动，但是由于支撑或站立的腿从臀部和骨盆侧向旋转（外旋），所以这种运动不是向前运动，而是一种屈曲和外展运动。另外，如果一个关节通过两个轴运动就必须伴有旋转，在这个例子中是外旋。这种运动是髋关节的 AN-LA 运动。腿踢向目标，同时足踝背屈准备侧踢。换句话说，髋关节会更多地外展（向外运动）同时后伸（向后运动），膝关节完全伸展（向前运动），足踝背屈（向前运动）。

踢腿的力量主要由髋伸展开始，然后是膝关节和踝关节伸展。足踝的运动与步行相反。关于踢腿和螺旋式的筋膜系统，最有趣的是如何有力地踢腿。在跆拳道中创造最大力量的主要方法之一就是使用旋转力。在侧踢中，建议在伸展膝关节和髋关节时配合强劲内旋。就像步枪中的子弹从步枪槽中获得最大的旋转，同时随着旋转增加速度和精度。在过去的几千年里，通过积累经验和不断实践，韩国跆拳道大师们不断研究运动，他们明白，人体并不是一个只在 3 个

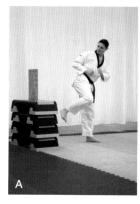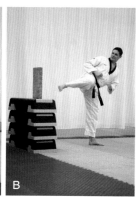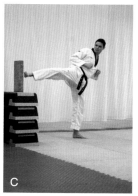

图 4.26　使用侧踢粉碎一块砖

平面（矢状面、冠状面和水平面）内运动的解剖设备，而是根据功能在所有平面（CC、CF 和螺旋链）中进行运动。

上举

　　螺旋系统的一个有趣的例子就是从地面上抓住并上举一些物品。当我们举起一个袋子或类似的物体时，我们用手指抓住，然后举起，同时伸展盂肱关节（肩关节）并屈曲肘关节。原理是杠杆需要足够的支撑力才能举起某些物品。这种物理定律适用于人类运动。肩部和上肢的支撑依赖躯干，我们在举起物品的同时，下肢的张力对于保持骨盆和躯干稳定至关重要，这使肩部和上肢能够完成动作（图 4.27）。

　　被激活的螺旋链取决于要举起的重物的位置。它是在脚前方的地面上还是你必须向前跨步才能抓住它？如果从脚附近的地面举起重物，我们将首先激活AN-ME-DI 螺旋链，并继续激活肘部后侧和外侧 RE-LA-CA 的运动；继续朝向 AN-ME-CU，沿着肩部的后侧和外侧的 RE-LA-HU 到 RE-LA-SC 和 RE-LA-TH 的螺旋链。在这一点上，螺旋链是朝向对侧的 RE-LA-LU 和 RE-LA-PV。很明显，我们的运动需要结合不同的序列，对角链和螺旋链的组合变化让我们

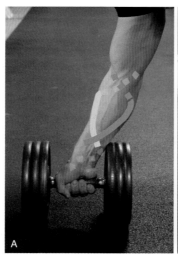
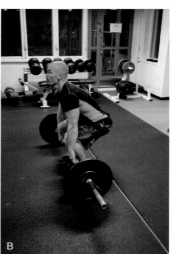

图 4.27　用螺旋链上举

能完成不同的动作。为此，人们遇到的问题有所不同，治疗师在评估和触诊患者时应该了然于心。

FM 筋膜手法：治疗流程

FM 治疗的主要理念是强调每个患者的独特性。两名患者具有相同的症状并不能说明他们需要相同的治疗。FM 是一种基于特定指导原则下探索个性化的诊断和治疗的方法。治疗一开始就要关注患者本身，初诊要提取患者的病史，应用评估表格填写问诊结果。通过病史，治疗师将会形成假设，这个假设将引导治疗师找到需要检查的相关节段。目前疼痛的询问一般包括：这种疼痛是第一次出现吗？疼痛持续时间？疼痛出现在负重时还是休息状态？以及其他有必要的问题。过去的损伤或者手术可能和主诉有关，还有一个非常重要的问题是，局部疼痛是因为近期的外伤引起还是无明确原因？治疗师必须明确疼痛点是以前问题的代偿还是局部问题？FM 病史采集关注筋膜链，通过形成一个假设，再对患者主诉相关的节段进行运动功能检查和触诊检查。运动检查要在三个平面内进行。这有助于找到患者受损最严重的动作，从而作为疗效检测。诊断的最后一步是触诊检查，这也是最重要的方面。触诊决定治疗哪条链，是序列链、对角线、螺旋线，还是三者的结合？当触诊检查结果和运动诱发的疼痛方向不相符时，由触诊决定治疗链。

治疗需要一双富有感知力的手，因为治疗点是通过触诊检查选取的，治疗主要通过手指、指间关节和肘关节做局部松解，直到治疗师和患者感到该治疗点致密化消解。当治疗肌肉骨骼方面的疾病时，一次处理 6～8 个点并且能取得迅速的治疗效果。通常在治疗中和治疗后评估治疗效果，在治疗 2～3 个点后通过运动检查测试是否有所改善？在第一次治疗中，将选取致密化最严重和最痛的平面进行治疗，建议每次治疗不超过一个平面，因为如果多个平面被治疗，那么很难判断哪个平面取得了效果。第二次治疗将会依据第一次的结果，可能再次处理上一个平面，或者如果上次治疗完全无效，也许会选择另一个平面进行治疗。但治疗总是基于改善运动和触诊检查的结果（图 4.28）。

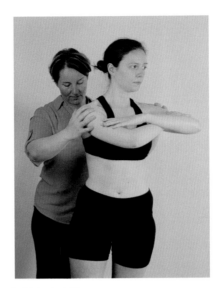

图 4.28　筋膜手法治疗流程包括多个步骤

病史：问诊

　　病史是 FM 非常重要的一部分，它指导治疗师得出需要治疗部位的假设，治疗师在问诊中需要引导患者指出主要症状和其他疼痛，以建立一条反映过去的损伤或者手术的时间轴。有时可选取一些关键要素以节省时间。运用 FM 评估表能帮助治疗师遵循评估流程和指导治疗师收集直接数据（图 4.29）。

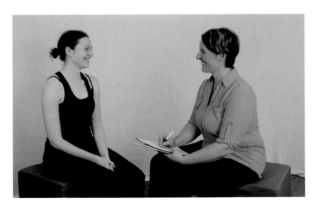

图 4.29　采集病史

第一个问题是询问疼痛的位置。有时患者会脱口说出整个病史，所以对治疗师来说非常有必要控制谈话内容，建立一条可能涉及主要疼痛的时间轴，找到疼痛的精准位置，了解它是怎样发生和何时发生的，以及对患者的影响程度（图 4.30）。

所有的信息都能收集到评估表上（图 4.31），主要问题记录为 SiPa（主要疼痛部位）。例如 LU RE 表示在腰节段背后位置。哪一侧可以记录成左、右或双侧。关于病史的问题非常重要，是否在事故后、外伤后，重复运动或者压力是否会导致问题加重？或者是否逐步加重？问题是偶发还是持续存在？这个问题是否影响日常生活，频率是每周 1 次或每月 3 次，还是持续性的？"疼痛情况"记录的是使症状加重的情况，例如久坐、驾驶或站立。VAS 评分表常用来测量患者在 0 ~ 10 分中主观感受疼痛的程度。治疗师可能还需要额外的页面记录其他信息，包括影像学报告和实验室检查（表 4.1）。

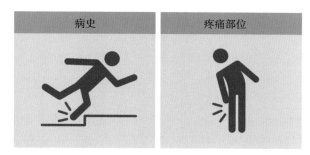

图 4.30 病史和疼痛部位

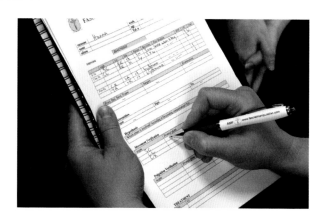

图 4.31 评估表

下一个要确定的是伴随性疼痛（ConcPa），即患者是否还有其他部位的疼痛？例如胸部。伴随疼痛的准确定位同样需要描述以下信息：节段、位置、侧、有无创伤、反复性/持续性、疼痛情况、VAS疼痛评分和额外备注。疼痛史（PrevPa）可能帮助我们找到问题根源。疼痛史反映患者曾遭受过严重损伤，目前已经不受其影响但是它的恢复过程比一般的损伤时间更久。如有并发症或者恢复期过久的需要特别记录；这些可能是目前问题的源头。何时第一次出现了严重且持续了一段时间的疼痛？持续了多长时间？在遗忘方面，患者可都是"大师"！他们常常忘记这些情况。因此，问诊时，治疗师应该直接有导向性地询问，帮助患者回忆。例如，有没有住过院？是否因为生病请过一段时间假？是否记得小时候受过什么严重的伤？所有这些导向性的问题可能帮助患者回忆起以前发生的事情。通常在第二次会面时他们会说："哦！现在我想起来了，我5岁的时候有次扭伤了脚踝，很严重。我上次治疗后，下背痛缓解了，我才想起来的。"人们在疼痛的时候可能很难想起过去，疼痛使人的头脑模糊不清，当疼痛缓解后，通常他们能够更好地关注病史（表4.2）。

骨折、错位、损伤和手术都需要记录在评估表中。此外，病史检查、影像

表4.1　评估表：主要疼痛部位（SiPa）

	节段	位置	侧	病史	反复性/持续性	疼痛评分	疼痛情况
SiPa	LU	RE	LT	外伤	持续性	VAS 4/10	坐位加重

筋膜手法记录信息简洁高效。从这里我们可以得出，患者疼痛部位在腰部左侧竖脊肌周围，由创伤引起，为持续性疼痛，VAS评分4/10，在坐位时疼痛加重

表4.2　评估表：伴随性疼痛（ConcPa）和疼痛史（PrevPa）

	节段	位置	侧	病史	反复性/持续性	疼痛评分	疼痛情况
ConcPa	TH	RE	LT	？	持续性	VAS 2/10	—
PrevPa	GE	AN	LT	创伤，4年	目前无	—	—

这里记录了胸部节段后侧，左侧疼痛为持续性；引起疼痛原因不确定，VAS为2/10

学结果和血液检查等在评估时均有意义。疾病和用药、禁忌证和注意事项应该都被记录。尽管患者可能同时存在其他疾病，但治疗师通过治疗通常能够减轻患者的疼痛或者改善患者的活动。FM 治疗有可能帮助患者减少药物用量，因为通过改善患者体内环境可以使身体处于内稳态，促进自愈（表 4.3；框 4.6）。

　　引导性问诊在帮助 FM 治疗师决定疼痛的根源方面非常有价值。当然，若患者在一个区域初次发生外伤并且没有严重的疼痛史时，则仅做局部处理即可。然而，大部分疼痛是没有明确原因的，尽管患者通常将其归咎于最近所做的事。引导性的收集病史是采集需要信息的一种策略，以此来决定哪个节段需要进行运动和触诊检查。有些患者对自己的疼痛有预设观点，可能在问诊时出现抗拒，因此在最开始时我们必须建立与他们的信任关系，并创造一个轻松的氛围，使患者能够倾诉。相反，也有些患者非常健谈，对于这些患者，FM 的问诊策略非常有效地帮助我们加速了进程。

病史采集案例

　　接下来列举几个下背痛患者案例的问诊过程。当患者就诊时典型关注点是："我背痛，你能给我处理一下吗？"一个完整的故事有时就能揭露答案。以下有 4 个关于背痛的故事，它们将帮助我们理解为什么找寻答案并不容易。所有的患者在第一个环节都有同样的主诉："我的下背部现在很痛。"

　　案例 1 是一位 30 岁的办公室职员，她双侧下背痛持续 3 年（反反复复），但最近的 4 个月疼痛加剧且没有明显的诱因。左侧疼痛相对较严重，和她下背痛相关的是左外侧骨盆和大腿区域的不适感。上高中时，她的肩胛骨之间有时有紧张感；4 年前一次骑马令她的左膝受伤（当时没造成明显影响）。医生给她下背部做了个影像学检查，结果是阴性的（表 4.4）。

表 4.3　评估表：骨折、手术和检查

创伤	手术	检查
骨折，锁骨，右侧，5 年	—	X 线检查
锁骨骨折的病史，右侧，5 年前		

SiPa = 主要疼痛部位

Seg = 节段

Loc = 位置

Side = 侧（有左侧、右侧、双侧）

　lt = 左侧

　rt = 右侧

　bi = 双侧

Const = 持续性

Rec = 反复性

VAS = 疼痛评分

D = 天

W = 周

M = 月

Y = 年

ConcPa = 伴随性疼痛

PrevPa = 疼痛史

表 4.4   案例 1：下背痛

	节段	位置	侧	病史	反复性 / 持续性	疼痛评分	疼痛情况
SiPa	LU	LA	bi,lt	运动相关，4 个月	持续性	VAS 4/10	坐位、前屈和跑步加重
ConcPa	CX-GE	LA-RE	lt	？	持续性	VAS 2/10	LU 疼痛时加重
	TH	RE	bi		反复性	VAS 2/10	坐位加重
PrevPa	GE	AN	lt	创伤，4 年	目前无	—	—

　　案例 2 是一位 45 岁的全职妈妈，生育了 4 个小孩。自 3 年前，她出现过几次严重的双侧下背。这种疼痛一开始出现在从地上捡起玩具时，她感觉到中下背部疼痛；几天后，她感到整个左下肢后部有牵涉痛。医生为她安排了磁共振检查，显示 L3/L4 椎间盘突出。她的主诉是持续的下背痛。她感觉左侧腘绳肌区域在白天日常活动时出现了痉挛，而夜间小腿肌肉出现疼痛。在胸椎区域有偶发性疼痛。她的右膝 4 年前受过外伤但最近没有不适症状（表 4.5）。

　　案例 3 是一名 18 岁的学生，冰球运动员，平时喜欢打网络游戏。他的主诉是左侧下背痛 4 个月。他说这个症状起源于一次冰球比赛中的铲球动作。疼痛一直持续并且在特定活动时症状加重。扭伤几天后他感到左侧骨盆区域有刺痛。目前，在快速活动和床上翻身时他的下背痛会加重。1 年前，在冰球训练时，他的左腹股沟轻微拉伤，但现在没有症状（表 4.6）

　　病例 4 是一名 35 岁退役摔跤手，现在仓库工作。他主诉在活动时下背痛并有束带感，右边比左边稍严重。疼痛开始于一次摔跤防守位置被对方拉扯并扭摔后。他的疼痛是持续性的，当他尽力想抬起重物或者旋转躯干时症状加重，尤其是右侧。他同时主诉左髋和大腿区域疼痛，他认为这可能是由于 2 年前摔跤时拉伤造成的。坐位超过 45 分钟他的胸椎区域就会疼痛。同时他还有双侧间歇性颈痛，然而检查并无症状。这已经困扰他 2 年了（表 4.7）。

表 4.5　案例 2：下背痛

	节段	位置	侧	病史	反复性 / 持续性	疼痛评分	疼痛情况
SiPa	LU	RE	bi	拉伤，3 年	持续性	5/10	坐位 20 分钟以上、行走 15 分钟以上加重
ConcPa	TH	RE	bi	持续疼痛	持续性	1/10	坐位
	PV-GE	LA-RE	lt	与 SiPa 同时发作，3 年	反复性	1 ~ 3/10	夜间
PrevPa	GE	ME	rt	外伤	目前无	—	—

表 4.6　案例 3：下背痛

	节段	位置	侧	病史	反复性 / 持续性	疼痛评分	疼痛情况
SiPa	LU	LA	lt	外伤，4 个月	持续性	VAS 3 ~ 6/10	坐位、伸展、跑步、深蹲时加重
ConcPa	PV	AN-LT	lt	外伤后，4 个月	持续性	VAS 2/10（活动时达到 6/10）	做所有动作都有疼痛，尤其是快速动作
PrevPa	CX	AN	lt	扭伤，1 年	目前无	—	—

表 4.7 案例 4: 下背痛

	节段	位置	侧	病史	反复性 / 持续性	疼痛评分	疼痛情况
SiPa	LU	RE	bi rt>it	外伤；1 年	持续性	VAS 2～8/10	伸展、抬重物、旋 转时加重
ConcPa	GE-PE	RE-LA	lt	外伤？劳损， 2 年	持续性	VAS 2～5/10	活动后加重
	TH	RE	bi		反复性	VAS 1～2/10	坐位加重
PrevPa	CL	LA	bi	劳损	目前无	—	—

这些案例共同的主诉都是下背痛。但是没有哪个疼痛跟年龄、性别、工作或运动紧密相关。相关的疼痛活动并不能决定疼痛的起因。病史包括创伤、损伤、扭伤、过度使用、错误使用等。只有针对性的问诊才能让我们找到疼痛的根源。主诉疼痛在背部不同区域并没有特别意义。仅治疗疼痛部位几乎不能解决问题。注意，在这些案例中，一些主诉也包括僵硬或者症状涉及多个节段。其他区域问题可能是由于筋膜疼痛而形成的代偿。而这些最终也会形成问题，导致筋膜链失常，引起疼痛、运动受限、力量和协调性的改变。

"我背痛的原因到底是什么？"这个问题的答案应该是"看情况而定"。它取决于个体情况：疼痛史或其他曾出现的问题。它取决于身体对以前压力的反应和患者代偿的能力。我们能够减缓这种问题吗？答案是肯定的。当面对这个问题时，我们不能立即给患者一个答案，但是我们的工作是通过问诊足够了解病史，并通过运动和触诊检查精确定位筋膜功能障碍的位置。首先，我们通过病史和运动检查确定症状节段和位置，然后通过触诊确定致密化最严重的 CC 和 CF 点。通过治疗结合功能测试确保我们选择了正确的筋膜平面。

运动检查

基于病史通过假设来选取节段。治疗师通过运动和触诊检查比较 2～3 个节段以确定 10 个可能的结构中哪些需要治疗，并将所有检查信息填入表格以帮助治疗师确定所要治疗的结构。用运动检查确定每个运动方向，向前、向后、旋转、侧屈（图 4.32 ）。

我们身体节段的运动检查能够显示节段或者单侧问题，包括无力、疼痛、失衡、运动不协调、运动偏差、平衡能力差或肌肉的募集模式。这对治疗师来说非常重要。检查可以帮助治疗师记住各个运动方向，探查有问题的区域。这对患者同样有利，疼痛和僵硬可以明显感觉到，但是患者可能意识不到失衡、无力等的存在。

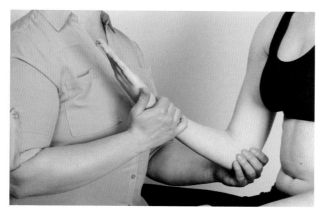

图 4.32　前臂（CU）节段的运动检查

运动检查在治疗中也是非常有用的，因为治疗师可以通过它检验治疗效果（框 4.7 ）。治疗师通过运动检查获得反馈，确认在正确的平面上治疗并且能让患者感受到治疗效果。"我现运动时不疼了，运动更加轻松。我觉得身体更稳定和强壮了。"这些是 FM 治疗后常见的描述。患者对立竿见影的治疗效果感到很开心，这对患者和治疗师来说都是很强的促进力。快速见效也有助于改善患者精神状态，使其知道慢性问题也是可以消除的，并且能够重回无痛或无功能失调的生活。

运动检查的完整信息可以在《FM 实践部分》(*Fascial Manipulation Practical Part*，Stecco 和 Stecco，2009) 中找到。接下来的运动检查仍将以案

在筋膜手法中我们使用星号来代表问题的严重程度。一颗星（*）意味着轻微疼痛或活动度和协调能力轻微受限；两颗星（**）意味着疼痛稍多，活动度中度受限；三颗星（***）显示严重疼痛，活动极大受限，并且存在向其他部位的放射痛。看星号的记录情况是判断哪个筋膜序列结构受损最严重的简易方法。而运动检查和触诊检查之间没有明确的联系，因为所有的运动检查都涉及一个以上平面。运动检查更多时候是一个评估工具，显示治疗的进度（图 4.33）。

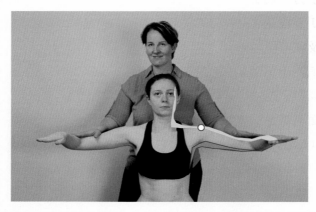

图 4.33　肱骨节段（HU）运动检查，LA-HU 运动无力。黄线代表主动运动序列链（原动链）；蓝线代表与之平衡的序列链（拮抗链）。白点是协调中心 LA-HU

例形式介绍。首先，我们来看头部节段（CP）的点。CP1 位于眼睛附近，CP2 包括耳和下颌，CP3 包括颞下颌关节、下颌和上颈部。头部区域 MFU 通过微笑和皱眉来检查矢状面。从左到右摆动下颌、伸舌并从一侧移到另一侧，这是检查冠状面。在运动过程中治疗师需要注意偏差和不对称。双眼看鼻尖是水平面测试。拉着耳尖向下、向前也是水平面测试，其拮抗运动是向后、向下推耳屏使耳前肌紧张（图 4.34）。

下肢可能受很多外伤影响，包括踝扭伤或者膝损伤。当它们的影响是从远端节段到近端节段（TA 到 LU）时，称为上行性问题。而近端节段（LU）引起远端节段（CX）的问题，称为下行性问题。髋节段（CX）可能由于以前的踝关节和膝关节问题引起，或者与下背或骨盆的问题相关。当患者站立，前后摆动下肢，可测试患者的 CX 节段在矢状面的运动。在矢状面上向前运动（AN）也可以在仰卧位下髋屈曲抗阻测试。向后运动（RE）则可以在患者俯卧位下髋伸展抗阻进行测试，或者站立位下进行前、后高踢腿。向外运动（LA，冠状面）可以测试髋外展，向内运动（ME）则测试髋内收。这些动作也都可在患者仰卧位下抗阻测试。外旋运动（ER）测试可在坐位下将腿抬高，足踝放于对侧膝部使髋关节外旋。水平面内旋运动（IR）测试，坐位下患者将一侧腿交叉放于另一侧腿上（图 4.35）。

这里以 CU 节段为例，以解释上肢的运动检查。若前臂或手腕发生过骨折，通常会累及该节段。经常使用鼠标和螺丝刀等工具的患者此节段也容易受损。这种情况是由于重复性动作引发的劳损，如经常进行刷油漆或搬重物等劳动。该节段通常使用抗阻运动来检测疼痛和无力。矢状面测试是被动和抗阻屈、伸。冠状面测试是向外运动（LA），肘伸下做抗阻外展，来测试疼痛和无力；向内运动（ME）则是固定肘关节后整个手臂抗阻内收。水平面运动测试为前臂抗阻旋前、旋后（图 4.36）。

所有的节段都可以使用主动、被动或者抗阻运动来测试。旋转、侧屈、屈曲和伸展运动都是用来确定受损运动平面的基础测试（图 4.37）。

CC 点的运动评估如上所述，是单平面的；然而 CF 点运动则涉及中间平面的联合运动。例如在矢状面和冠状面之间 45° 的位置（AN-LA-HU）抬手臂至 90° 或者站立位手沿着大腿下滑，向足跟方向运动（RE-LA-LU）。所以 CF 点

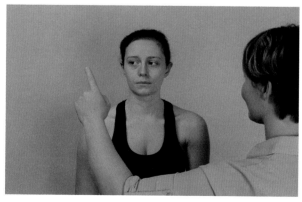

图 4.34　头部节段 CP1 的动作检查举例，患者的眼球跟随治疗师手指移动

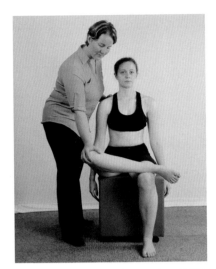

图 4.35 髋节段运动检查示范。患者坐位，右踝放于左膝，使髋关节外旋

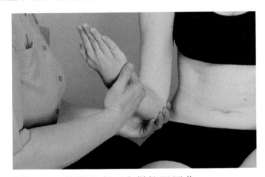

图 4.36 前臂运动检查示范，CU 节段患者正在做抗阻屈曲

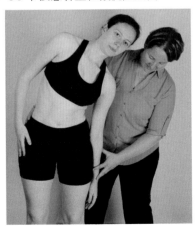

图 4.37 运动检查示范，LU 节段患者做腰椎侧屈，治疗师对比两侧

的病理变化经常涉及更加复杂和久远的问题。患者会有一些引起疼痛的动作，如上车，这个动作同时需要多种运动参与，涉及从躯干到下肢的所有节段。有经验的治疗师能够找到这种问题的运动模式。另一种复合模式运动的案例是上肢的"投掷"运动，该运动也包括多节段和平面。观察一名患者的最佳时机就是他或她进入诊室的瞬间。患者如何移动、站立、行走和脱衣服？这一点点暗示可能就会引导治疗师找到正确的运动检查节段。

触诊检查

触诊检查（palpatory verification，PAVE）是 FM 治疗流程中最重要的部分。治疗流程的每一部分都有它存在的意义，但是在触诊这一部分，治疗师选取所需治疗的链、点。这部分的理论知识和治疗师的感觉同样重要，手就是治疗师的眼睛、耳朵，是可信的感觉工具。我们努力在软组织中感受什么？是致密化（框 4.8）。那什么是致密化？它可以被定义为在筋膜层间的一个明显增厚和功能失常的部位。位于筋膜层间的疏松结缔组织及其性质是非常重要的。当我们触诊组织时，这一部分具有非常重要的意义。治疗师或感觉到软组织的粗糙感，或感觉到组织增大、张力变高或滑动受限。如果治疗师能确认所触诊的区域有组织"粗糙感"，那么这个区域对治疗就是有意义的。同时，在触诊时，患者可能反馈有尖锐的、深层的疼痛，也可能出现牵涉痛。在变性的区

框 4.8 致密化

1. 软组织的触诊感觉变化——"粗糙感"。
2. 疼痛或压痛感增加，或向远端放射。
3. 筋膜层之间的活动变化。
4. 关节活动度改变引发疼痛和（或）力学受限。
5. 运动控制的变化——异常的神经"输入"和"输出"。
6. 力传导的改变。

在筋膜手法中，星号（*）也被用于记录触诊检查的结果。一颗星（*）代表轻微疼痛和致密化；两颗星（**）代表疼痛和致密化；三颗星（***）表示严重疼痛、致密化及放射痛。三颗星的点是最有治疗意义的。通常选择星号最多的平面进行治疗，无论是 CC 点所在的序列链、CF 点所在的对角链或螺旋链，还是两者的混合。

域，治疗师会感到筋膜层间的运动受损，这就是治疗师能用手指感受到的致密化或者软组织滑动受限的情况。患者的反馈通常与治疗师的发现相符，因而可作为检验治疗师触诊的一种方式，但也有无致密化却有疼痛的情况。这些点可能是代偿区域，目前不需要治疗（图4.38）。

　　细胞外基质（ECM）黏弹性的改变可能会引起深筋膜的功能失调。这是筋膜内的胶原纤维错位所致，而这改变了结缔组织适应肌肉牵伸的延长能力。它意味着筋膜的密度增加，因此改变了筋膜的力学特性，但并没有改变它本来的结构（Pavan等，2014）。细胞外基质像一个海洋，包括许多物质。细胞外基质中的透明质酸（HA）被认为是处理软组织疼痛和功能失调时最重要的部分之一。透明质酸影响细胞外基质的黏弹性，并导致在触诊深筋膜层时有明显的感觉差异。HA有许多功能，其中之一是作为润滑剂使得筋膜层间正常滑动。物理压力（外伤、劳损、术后）改变了结缔组织的黏弹性，导致胶原纤维间的滑动减少，组织出现僵硬（液体从溶胶到凝胶）和可能的疼痛。黏弹性的改变是可触的并且通过超声成像可见，特别是弹性超声成像（Luomala等，2014）（图4.39）。

　　FM治疗师要在至少两个节段中找出最严重的点。选择两个节段后，首先触诊其中一个节段（6个CC点和4个CF点）的所有点，以查看是否有一个点最致密、压痛感最强烈。然后治疗师转而再触诊另一个节段的所有点，检查

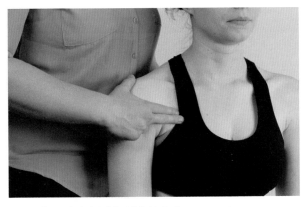

图4.38　手指触诊检查示范。治疗师手指所在的点为AN-SC

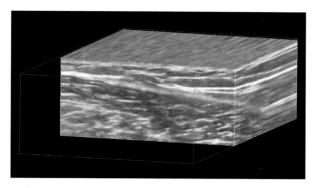

图 4.39　痛点 RE-GE 的三维超声成像（感谢 Jouko Heiskanen 提供的图片）

是否与第一个触诊的节段相符合。例如，可能是 AN-TA（由于陈旧性踝损伤
导致的小腿痛）和 AN-CX（目前主诉区域）最致密。但是如果其他链（平面）
的感觉相似怎么办呢？比如 LA-CX 和 LA-TA 的致密化情况与 AN 差不多。
在这种情况下，为了决定涉及的序列链，可以再检查一个位于 TA 和 CX 间节
段的矢状面和冠状面的点，即应该检查膝节段（GE）上的点。在 GE 节段，
LA-GE 可能是正常的，而 AN-GE 可能最致密，那就说明向前序列链（AN）
是"罪魁祸首"。出现两条序列链同样致密的情况时，可将活动功能障碍最严
重的方向作为治疗平面，但这种方法很少使用。在上面的案例中，我们可能无
法在矢状面和冠状面间做决定，但若触诊 AN-GE 最痛，便可以确定治疗 AN
所在平面。同样在这个案例中，治疗几个 AN 的点后，AN-GE 的疼痛是否缓
解了？如果答案肯定，则证明可能选择了正确的序列链。

　　触诊是进行诊断的第一方法。当一名 FM 治疗师非常熟悉点的位置后，很
容易确定致密的平面、CC、CF 或者螺旋链或者几种结构的混合。在触诊中，
患者须反馈相关信息，如放射痛、深层疼痛及其他感觉。治疗师则要始终将注
意力集中在致密化的位置、软组织的质地和滑动情况等。虽然也要考虑患者的
反馈，但最终的决定基于治疗师触诊的致密化程度，而不是患者的主观疼痛度
或者运动受损最明显的位置。治疗师必须关注手下致密化的感觉、软组织的质
地和滑动。比较、感知、与患者沟通都是完成成功触诊的关键因素。

节段触诊举例

这里只介绍几个节段的 CC 点触诊。在《FM 实践部分》中列举了对角链和螺旋链上所有的 CC 点和 CF 点。根据节段的不同，可以用手指、指关节或者肘关节来触诊。基于患者的主要问题，触诊可以针对浅筋膜或者深筋膜。肌肉骨骼失调的触诊常见于深筋膜，但是水肿和麻木问题则会在浅筋膜上触诊，这种触诊手法接触面更广。

第一个示例是头节段的点（Caput，CP）。这个节段用手指触诊，因为此处的点位区域范围很小且筋膜层很薄。头部每个平面都包括 3 个亚单元并且所有的这些单元都要单独检查。CP1 通常和眼部的不适或头痛有关；CP2 多与耳和上颌有关；CP3 涉及上颈部或者下颌问题，如磨牙症。头部所有的点和颈部及以下的 CC 和 CF 点都有关联（图 4.40）。当处理头痛、颈肩痛、运动功能障碍时，颈部区域尤其重要。在这个节段，触诊多用手指。如有致密化，可能出现向头部或者肩胛带的放射痛。胸锁乳突肌和斜角肌区域筋膜对慢性颈痛非常重要，且这个区域的治疗需要平衡来保持颈部正常的功能（图 4.41）。

腰痛是常见的躯干问题。建议用指关节触诊这些节段，因为相对于颈部，这个部位肌肉体积更大、致密化范围更宽。在这个区域，CC 点都位于胸腰筋膜和腹直肌鞘。从三维角度去考虑更易理解这些节段。部分筋膜层紧张将会直接改变运动能力和力传导，如下肢（图 4.42）。下肢以胫骨区域（距骨节段，TA）为例。这个节段非常重要，如踝关节扭伤后，若患者的病史显示一些创伤和外伤与踝或足相关，那么触诊中应该包括 TA。该节段可以用指关节或者肘关节触诊（图 4.43）。

肘关节 CU 节段作为上肢节段触诊的例子。在这个区域，筋膜桥的位置也是 CC 点的位置。此处的肌筋膜桥将肱二头肌和肱肌连接到前臂筋膜。当患者主诉有网球肘或者反复拉伤问题时，治疗这个区域非常重要（图 4.44）。

节段触诊应该包括至少两个节段以确定是序列链还是对角链结构功能受损。触诊也考虑伴随性疼痛和疼痛史，以定位最终需要治疗的区域。有时，在动作检查中问题出现在某个平面，而通过触诊，却发现不同的情况。所以我们需要仔细触诊对比分析软组织的状态。然后治疗师依据评估表中记录的最致密的和触痛最强烈的点来判断治疗哪个结构。再次强调，观察和手指的感觉至关重要。

FM 治疗

我们必须遵守医学伦理学第一条基本原则——"不伤害"，这是希波克拉底在公元前 460 年就提出的。治疗应该做到"刚刚好"，达到所需的最小值。FM 治疗有时是比较疼痛的，为什么？因为 CC 点是向量力汇聚的位置，这里的筋膜层紧张且层间的黏滞性高。游离神经末梢和其他机械性刺激感受器可能会被改变，增加疼痛。机械性刺激感受器，持续感知我们身体发生的变化，治疗时会受到强烈刺激。由于透明质酸分子将蛋白连接为长链，筋膜层间的细胞外基质被修改，造成组织僵硬和疼痛。尽管世界范围内都出现了运动热潮，晨僵、多关节活动受限、酸痛、过度使用带来的疼痛还是变得越来越普遍。下背痛和一些损伤问题并没有丝毫的改变。不管是人类还是动物，筋膜代偿都普遍发生，这也被称为筋膜疼痛综合征。FM 提供了一种科学、临床实用的方案来逆转目前的情况（框 4.9）。

FM 治疗经常使用交叉式摩擦按摩来修复紧张点的正常特性。当对比切线振动与持续滑动时，似乎垂直压力更有利于帮助手下的筋膜边缘的透明质酸流动，并且这种流动能够促进更大的润滑作用（Roman 等，2013）。

升高温度将会使 HA 变成溶胶状物质。FM 的一个作用就是升高温度。桑拿浴或者热水浴为什么能够减轻疼痛，一个可能的原因就是 HA 分子形态的改变。FM 治疗的反应是多种多样的。起初患者可能会反映刺痛，但这种疼痛会迅速减轻。根据 Borgini 等（2010）的观察，FM 治疗同一点的疼痛，程度缓解一半的平均时间为 3.24 分钟。然而并不只是升温对软组织的改变作用。Pihlman 等（2014）发现使用超声加热 5 分钟并没有明显的变化或者疼痛缓解（VAS）。这表明热可能对 HA 非常重要，但要解决筋膜层间的致密化问题必须结合机械压力（交叉摩擦）。滑动和剪应力功能失调通常是由于黏弹性的改变，Langevin 等（2011）和 Luomala 等（2014）的研究显示，疏松结缔组织黏弹性的改变通过超声检查可见，这种改变对治疗师和患者来说都是非常明显的。

FM 根据目标组织的不同采取不同的治疗方法。如果我们的目标是修复浅

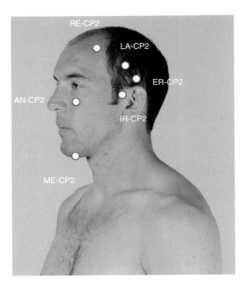

图 4.40 CP2 的 CC 点。AN-CP2 在颧骨突的下方，紧贴颧肌纤维和口轮匝肌。RE-CP2 位于眼睛中线上，前额与额肌的交界处。冠状面 LA-CP2 在颞肌中点。ME-CP2 在下颌骨下面，下颌舌骨肌间隙。水平面的 ER-CP2 在耳轮上方的耳上肌上；IR-CP2 则在耳郭根部前方，颞下颌关节的上方

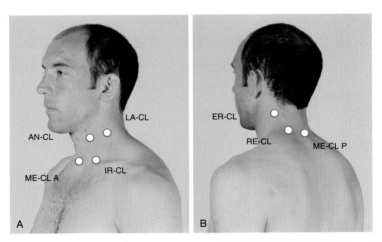

图 4.41 CL 节段的协调中心。矢状面的点 AN-CL 可从胸锁乳突肌的前缘感知，位于甲状软骨水平；RE-CL 位于竖脊肌上，在 C5/C6 平面。冠状面的 LA-CL 位于在胸锁乳突肌的外侧肌纤维上，在锁骨束和胸骨束交界的位置，甲状软骨水平。前侧的 ME-CL 位于胸骨上窝，颈白线穿过的位置。后侧的 ME-CL 在项韧带上，在 C7 之下。水平面的 ER-CL 在头夹肌的前方，肩胛提肌在 C2/C3 横突的附着处。IR-CL 位于胸锁乳突肌锁骨束和胸骨束之间，靠近锁骨

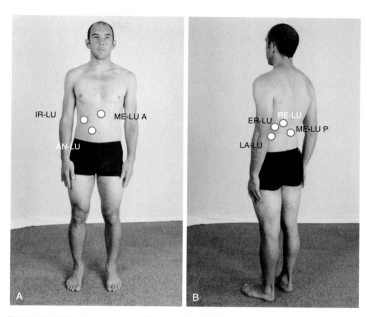

图 4.42 LU 节段的协调中心。AN-LU 位于腹直肌鞘水平；在背侧，可以找到 RE-LU，位于竖脊肌上，平 L1/L2 水平。冠状面的 LA-LU 在腰方肌上，第 12 肋和髂嵴之间。ME-LU 在腹白线上分为三部分：第一个在剑突下，第二个在脐和剑突之间，最后一个在脐上。后侧的 ME-LU 位于棘上韧带，L1、L2、L3、L4 之间。水平面的 CC 点 ER-LU 位于后锯肌上，第 12 肋的后侧；IR-LU 位于第 11 肋的边缘，在腹外斜肌的起点

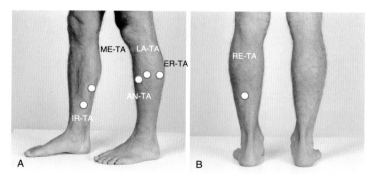

图 4.43 TA 节段协调中心。AN-TA 位于胫骨前肌肌腹，在膝关节和踝关节中间；RE-TA 位于腓肠肌外侧头附近的肌腱结合处。冠状面的 LA-TA 位于趾长伸肌，胫骨的前方，小腿的中段 1/3 内。ME-TA 位于腓肠肌腱结合处，在比目鱼肌和腓肠肌内侧头交汇的位置。水平面的 ER-TA 位于腓骨后方，腓骨肌上，几乎位于小腿的中点；IR-TA 位于胫骨后肌上，在骨间膜的内侧

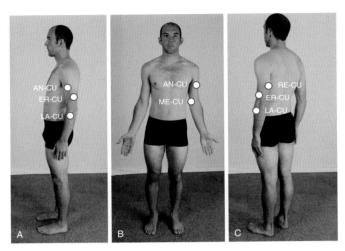

图 4.44 CU 节段的协调中心。AN-CU 位于肱二头肌肌腹桡侧端，三角肌止点水平稍下方；RE-CU 在肱三头肌肌腹上，朝向肱三头肌内侧头和外侧头的肌间隔，三角肌止点后侧。LA-CU 位于外肌间隔，在外侧髁的稍上方。ME-CU 在内侧肌间隔上，处于上臂远端 1/4 处。水平面的 ER-CU 位于旋后肌和肱桡肌在肱三头肌外侧肌间隔的起点，肱三头肌腱上；IR-CU 在肘横纹下旋前圆肌上

框 4.9　治疗目标

　　FM 的一个主要目标就是重建无痛运动。结缔组织的黏滞性升高已被证明会使本体感觉反馈、肌肉协调、姿势排列和肌肉募集受损，并导致肌肉骨骼疼痛。当游离神经末梢和机械性刺激感受器能够正常发挥功能时，疼痛显著降低（Stecco 等，2013）（图 4.45）。

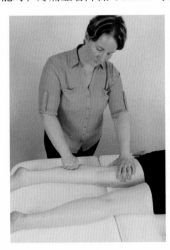

图 4.45　筋膜手法治疗：RE-TA 点，位于外侧腓肠肌筋膜上

筋膜，治疗通常使用大面积接触性手法。松解浅筋膜可以刺激静脉循环和外周神经，同时又能促进产生和分泌激素，而这是建立身体内稳态的基础。FM 浅筋膜手法治疗内部失调、患者极度疼痛或全身筋膜系统敏感时非常有用。例如，患者存在纤维肌痛症或者水肿情况时，将会受益于 FM 浅筋膜治疗。在给儿童和动物做治疗时，可以从 FM 浅筋膜手法开始。使用手指、指关节或者肘关节进行 FM 深筋膜手法，治疗面积非常小，仅 1~2cm。FM 在 CC 点的治疗需要 80% 的压力和 20% 的摩擦力；而 CF 点则需要 60% 的压力和 40% 的摩擦力，因为 CF 点更表浅。一次治疗 6~8 个点。一个筋膜点的张力降低有助于缓解同一条筋膜链上其他点的张力。

　　不同的人对治疗的反应不同。患者起初可能反映有尖锐的疼痛，但会迅速缓解。若有放射痛通常迅速出现，但也可能没有放射或延迟出现。如果治疗区域 4 分钟后仍没有变化，要检查相邻 1~2cm 的范围或考虑这可能不是真正致密化的区域。可行的方法是避免在一个点持续治疗 3 分钟以上，可以与同一条链上的其他治疗点交替，每个点治疗 2 分钟。这样可以减少筋膜链的紧张，更快清理治疗点。如果某个点特别紧张，可以治疗它的上下节段的点，然后再治疗紧张点，这时触痛感可减轻。实施手法应沿着致密的方向进行。在治疗过程中注意"听从"患者和组织的指引。不仅治疗师，患者也需要参与到治疗中。治疗师要感觉组织滑动增加和柔软度改善的变化。如果患者抱怨治疗时太疼，可减少压力或者先治疗同一条链的其他致密化的点。建议治疗师使用能够松解致密化的最小的力。治疗师在治疗中保持自身的姿势稳定，减少自身的压力也非常重要。使用手指和腕关节时保持其伸直，使手指和腕关节放松，利用身体重量增加足够的压力（图 4.46）。

　　必须在评估表上准确记录治疗点。治疗点和有效治疗结果用"+"记录（+ 表示轻度改善，++ 表示中度改善，+++ 表示患者无疼痛或者活动不再受限）。

　　FM 治疗师应该在每次治疗时平衡序列链。序列链、对角链和螺旋链都存在两两互为拮抗的关系。如果治疗师治疗向前运动的点，它的平衡 CC 点将在向后的链上，反之亦然。同样的规则也适用于冠状面和水平面。每次治疗建议仅在一条链及其拮抗链上进行。如果对多条链同时治疗，那么很难确定症状的改善来自于哪一条链的治疗（图 4.47）。

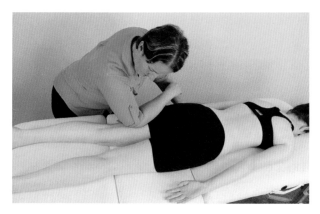

图 4.46　治疗师同样要保持自己身体平衡。借助身体重量使前臂和手腕放松

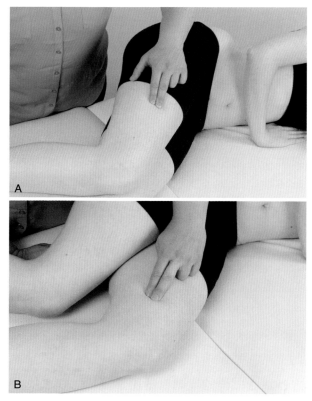

图 4.47　治疗点的平衡原则。在肢端，LA 链的点与同侧的 ME 点互为拮抗。选择依然根据触诊的结果。应能感觉到致密化。同时，可能伴随疼痛和放射痛

　　治疗 CF 点会涉及平面间运动的平衡。对角链向前-向内（AN-ME）与向后-向外（RE-LA）相平衡，向前-向外（AN-LA）与向后-向内（RE-ME）相平衡。螺旋链形成了复杂的网络结构。在治疗时，可以结合水平面的 CC 点，因为对角链和螺旋链中总是包含水平旋转动作。这些法则对处理肌肉骨骼问题有效。当能够熟练使用 FM 处理肌肉骨骼问题后，就可以学习治疗内部功能失调。在三级课程阶段，FM 探索了筋膜和内脏器官的关系。这个领域是革命性的改变，会结合使用 CC 点和 CF 点的治疗。使用 FM 能够帮助遭受复杂失调和功能障碍的人们解决内部器官问题。通常我们会遇到有复合性问题的患者，即既有肌肉骨骼问题也有内脏问题。FM 就成为了解决许多功能障碍问题的一种完整的治疗选择。

　　有时，治疗师在治疗过程中会遇到由治疗引起的问题。可能是因为手法的压力过大或摩擦力过大（图 4.48）。在治疗过程中，治疗师要将全部精力放在接触点上，尤其是致密区。如果持续和患者交谈，那么就容易游离致密区。当位置偏离致密点时，通常患者会有反馈。治疗后组织发红是正常现象，但是出现瘀青则不正常。治疗师在整个治疗中需要用手去倾听患者。

　　治疗师应该提醒患者治疗结束后会有疼痛反应。反应峰值一般在治疗后的 12 小时，通常会在 48 小时后消失。实际上治疗反应在一开始治疗时就会出

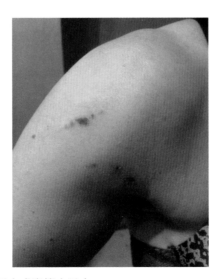

图 4.48　出现瘀伤是因为压力或摩擦力过大

现，通常 15 分钟左右炎症反应开始。记得重点提醒患者，使其清楚第二天在治疗点可能有酸痛。治疗点有一些其他的感觉也很常见。有的患者疲劳感增加，而有的相反，感觉体力变好了。为了使炎症反应消退和筋膜修复，下次治疗一般计划于 1 周后进行。

第一次治疗后：治疗结果、决策和后续治疗计划

当然，治疗师在每次接诊时都要再次进行运动和触诊评估。最好的情况是治疗一次就能解决问题，但是通常主要的问题解决之后，其他的既往问题又会出现。儿童病史较短，症状比较容易解决。成人中症状持续时间较短的一般都是由单独事件引发的。即使患者第一次治疗后主诉治疗效果很好且没有后续问题，依据病史，明智之举是进行跟踪随访，1 个月后进行再次评估。长期的功能失调和疼痛是经年累月代偿的结果，在这种情况下，一个问题被解决，其他的问题又会显现出来。

当患者第二次就诊时，治疗师应该询问："感觉症状是改善、加重，还是没变化？"如果患者说症状改善，那么证明治疗师治疗了正确的序列链，此时应该继续评估和治疗。如果症状加重或者稍微缓解后又复发，也并不意味着所治疗的序列链是错误的。有可能你没有充分平衡序列链，或者尽管患者可能仍然主诉疼痛，但你发现运动检查中关节活动范围改善，疼痛减轻。此时，可能你治疗的不是病源性节段，而只是代偿点，当然你也可能治疗了错误的平面。最差的结果就是治疗后没有任何改变。但仍然需要再次评估以确定患者的陈述是否准确。如果是，就需要治疗其他相关的序列链。此时也有必要重新回顾病史，因为通常在第二次治疗时患者会想起一些之前遗忘的旧伤（表 4.8）。

表 4.8　推理示例

疼痛加重	你可能只是治疗了代偿；尝试去治疗拮抗链然后再次触诊
疼痛消失后又再现	重新触诊，根据触诊重新确定平面
疼痛减轻但没有完全消除	继续治疗同一平面，然后再进行触诊
完全无痛	如有需要，跟进即可

案例

James，1965 年出生，办公室职员。平时会做瑜伽、普拉提和体能训练。James 的右肩有些问题，已经看过很多物理治疗师，也进行了处方运动训练，但是肩部的疼痛仍持续存在。实际上，经过回忆，James 从 15 岁开始就自觉右肩紧张。最近 3 个症状变得更严重。他的肩部在夜间疼痛而且训练时也会出现问题。他无法做卧推或者引体向上。最痛的部位在肩关节前部。

他回忆，几年前从马背上摔下来，当时是用右手抓住缰绳。自从这件事情后他的右肩疼痛加剧。他被诊断为神经根炎并且休了 4 个月病假。James 也做过几次手术。15 年前他在一场足球比赛中受了外伤，他的右胫骨和第一趾骨骨折。James 努力回忆他的病史，突然想起一件很重要的事。在 13 年前一次冲刺跑和跳跃时，他感到左侧腹股沟区域剧痛。在他 30 多岁时，在疼痛同一区域做了个疝气手术（表 4.9）。

治疗持续，到运动检查（MOVE）这一步骤。问诊结束，第一个运动检查测试在肩关节（HU）和骨盆（PV）区域，内旋（HU）受限。James 主诉肩关节有弹响声，骨盆的前倾、后倾运动检查相当僵硬。在 James 的案例中，矢状面和水平面的运动在冠状面更僵硬。患者最痛的运动检查是肩关节内旋（表 4.10）。

表 4.9　James 的案例

	节段	位置	侧	病史	反复性 / 持续性	疼痛评分	备注
Sipa	HU	AN	rt	运动相关，3 个月（影响已持续 35 年）	持续性	VAS 7/10	无法做卧推、引体向上，夜间疼痛
ConcPa	HU-DI	LA	rt	外伤，从马上摔下来，3 年前	反复性，2 个月	VAS 2/10	
PrevPa	PV	AN	lt	外伤，37 年前			20 年前，疝气手术

创伤	外科		检查
15 年前在足球赛中受伤，右胫骨和第一趾骨骨折	手术：右侧跨趾第一趾骨切除，右胫骨手术		

表 4.10　James 的运动检查结果

节段	矢状面	冠状面	水平面
HU	—	LA-HU rt*	IR-HU rt***，ER-HU rt*
PV	AN-PV bi**，RE-PV bi*	LA-PV lt*	ER-PV lt*

　　运动检查结果显示，James 的右肩（HU 节段）受限最严重。触诊显示水平面问题最为严重。在这部分治疗流程中，治疗师验证自己的发现和假设推理是否正确。触诊检查中，在所选节段对比不同的序列链找出最致密和"星号"最多的一条序列链进行治疗。在本案例中，即为水平面。在 James 的案例中，假设他的右侧 HU、SC 和 PV 节段是问题相关节段，因此触诊他的右侧肩、肩胛骨和双侧骨盆。James 触诊最致密的位置是双侧臀中肌和臀小肌周围（ER-PV 双侧和 IR-PV 双侧）。骨盆区域水平面的点没有肩关节（HU）那么严重，但是确实与肩节段的严重点相关联。因此，我们认为症状涉及这两个节段。通过这些发现，我们决定从最早的损伤，即骨盆，开始治疗。在这个案例中，运动检查和触诊检查相一致。这不是普遍情况，因为运动检查和触诊检查可能显示不同平面。当出现这种情况时，更多地会考虑依据触诊检查的结果作为治疗平面（表 4.11）。

　　在大部分情况下，在治疗序列链选择正确的情况下 FM 治疗能改善患者 80% 的症状。治疗几个点后，建议患者重复之前最易致疼痛的动作。如果治疗师选择正确的序列链，患者的疼痛将会缓解。通常患者在离开诊室时疼痛已经消除。这种结果当然最符合治疗师和患者的期望。对于 James 的案例，第一次治疗后我们取得了很好的效果。治疗骨盆区域后，盂肱关节的运动恢复正

表 4.11　James 的触诊检查

节段	矢状面	冠状面	水平面
HU	AN-HU rt**	LA-HU rt**	IR-HU rt*，ER-HU rt**
SC		ME-SC rt**	ER-SC rt*
PV	AN-PV bi**	LA-PV lt*	ER-PV lt***，ER-PV rt**，IR-PV bi**

常。James 可以完全无痛地完成整个关节活动范围的运动。James 说，他现在非常渴望知道他是否能够正常睡眠和回归训练。随后的治疗安排在 1 周后。建议患者治疗后几天减少运动量，消除一切最大的影响为身体创造最佳的平衡和内稳环境。

1 周后再次见到 James，他对治疗效果非常满意。肩关节的疼痛消失，并能够整夜睡眠。他开始能在无痛情况下做俯卧撑和引体向上。第一次治疗后，他注意到在跑步时左腿协调性有问题。当足部接触地面做向外和向内的运动时他感觉不平衡，并且感觉左腿相当虚弱。James 的案例中，一次 FM 的治疗解决了最主要的肩关节问题，但是当肩关节能自由活动后另一个老问题被激发。

James 第二次治疗包括测试双侧臀中肌。测试发现左侧明显弱于右侧。获得这一信息后，通过触诊我们决定选取一条序列链上的治疗点，包括胸椎区域、左髋和骨盆区域。治疗后，左侧臀中肌力量测试和右侧相当。1 个月后 James 复诊，他表示不再疼痛而且能够正常训练。两次 FM 治疗解决了他的问题。

适应证和禁忌证

患者经常询问，FM 是否能够解决他们的问题。FM 代表一种新的软组织评估和治疗模式。它基于已有的知识范畴，提供给我们一种康复的逻辑思维。它让我们了解整个筋膜体系并且将之与患者的主诉问题建立联系。我们能够依据患者的病史沿着一条路径来发现问题的最初原因。我们能辨别是否在正确的治疗方向上还是在必要情况下改变方向。通过遵循 FM 流程进行治疗，我们能够取得很好的疗效。

治疗的适应证可能是疼痛、压痛、紧张，或者日常任务和运动中表现的问题。运动表现下降可能是由协调问题、力量减弱或者耐力减弱引起。很多的功能失调都能通过 FM 改善。大部分的肌肉骨骼问题都是 FM 的适应证。急、慢性下背痛，肌腱病变，网球肘，肩痛，膝痛，头痛，偏头痛，生长痛等，是我们常见的典型主诉。有经验的治疗师还能使用 FM 解决患者哮喘、胃食管反流、肠胃问题、经前综合征、语言功能失调、阅读障碍等问题。

　　需考虑一些治疗禁忌证，如发热、感染、炎症和皮肤破损。了解患者当下在服用的处方药也非常重要。如果他们在使用抗凝药，询问他们是否容易出现出血、瘀青，治疗时需要用较小压力。询问患者是否在用镇痛药或者抗炎药物？这些药物能够改变软组织的感知，影响患者给治疗师的反馈。在患者用药剂量很大的情况下，FM 治疗师需要咨询患者的临床主管医师。

　　针对结缔组织功能失调的患者，需做必要的预防措施，如 Ehler-Danlos 综合征和 HMS 关节过度活动综合征。在这种情况下，胶原蛋白合成过程突变，全身结缔组织松弛和超弹，皮肤、筋膜层、血管外膜、神经外膜和内脏被膜都发生改变。这些人可能极大地受益于 FM，但是只有技术经验相对丰富的治疗师才能很好地为他们进行治疗。针对如血友病和糖尿病患者，也建议与临床专家合作。对于急性损伤，通常 FM 治疗师能够帮助患者更好地恢复。FM 治疗通常会远离损伤的位置，因此减少局部疼痛和间接改善序列链的局部致密情况。例如踝关节损伤后我们可能当时不能治疗足部的点，但是我们能够转移到小腿，像距骨或者膝关节区域。这可能减少肿胀和缓解疼痛，加速康复进程。

　　治疗师能用很多工具帮助患者，但是像手指、指关节或肘关节这样的工具则可以随时调整治疗的压力和摩擦力。FM 治疗既能够作用在浅筋膜，也能作用于深筋膜。筋膜层拥有不同的功能，治疗也要针对问题的源头。治疗需要的点而非全部的代偿点。下一章将会介绍案例，来说明不同条件下的 FM 应用。

（林志刚　罗军　译）

参考文献

[1] Adler, S., Beckers, D., Buck, M., 2008. PNF in Practice, 3rd edition. Springer-Verlag Berlin Heidelberg, Germany.

[2] Banks, K., Hengeveld, E., 2013. Maitland's Peripheral Manipulation. Elsevier.

[3] Borgini, E., Stecco, A., Day, J.A., Stecco, C., 2010. How much time is required to modify a fascial fibrosis? J. Bodyw. Mov. Ther. 14 (4), 318–325.

[4] Cyriax, J., 1984. Textbook of Orthopaedic Medicine. Part II—Treatment by Manipulation, Massage and Injection, 11th ed. Ballière-Tindall.

[5] Kaltenborn, F.M., Evjenth, O., 2002. Manual Mobilization of the Joints: The Kaltenborn Method of Joint Examination and Treatment. Olaf Norlis Bokhandel, Norway.

[6] Langevin, H., Fox, J.R., Koptiuch, C., Badger, G.J., Greenan-Naumann, A.C., Bouffard, N.A.,

et al., 2011. Reduced thoracolumbar fascia shear strain in human chronic low back pain. BMC Musculoskelet. Disord. 12, 203.

[7] Luomala, T., Pihlman, M., Heiskanen, J., Stecco, C., 2014. J. Bodyw. Mov. Ther. 18 (3), 462–468.

[8] Maitland, G.D., Hengeveld, E., Banks, K., English, K., 2001. Maitland's Vertebral Manipulation, 6th edition. Butterworth-Heinemann, Oxford.

[9] Pavan, P., Stecco, A., Stern, R., Stecco, C., 2014. Painful connections: densification versus fibrosis of fascia. Curr. Pain Headache Rep. 18, 441. http://dx.doi.org/10.1007/s11916-014-0441-4.

[10] Physiopedia, 2015. http://www.physio-pedia.com/Gait#cite_ref-Shi_6-0, 15.11.2015.

[11] Pihlman, M., Luomala, T., 2014. Therapeutic ultrasound versus Fascial manipulation, differences in treatment effects. Conference book, association of fascial manipulation.

[12] Roman, M., Chaudhry, H., Bukiet, B., Stecco, A., Findley, T.W., 2013. Mathematical analysis of the flow of hyaluronic acid around fascia during manual therapy motions. J. Am. Osteopath. Assoc. 113, 600–610. http://dx.doi.org/10.7556/jaoa.2013.021.

[13] Shi, D., Wang, Y.B., Ai, Z.S., 2010. Effect of anterior cruciate ligament reconstruction on biomechanical features of knee level in walking: a meta analysis. Chin. Med. J. 123 (21), 3137–3142.

[14] Stecco, L., 2004. Fascial Manipulation for Musculoskeletal Pain. Piccin.

[15] Stecco, C., 2015. Functional Atlas of the Human Fascial System. Churchill Livingstone, Elsevier.

[16] Stecco, L., Stecco, C., 2009. Fascial Manipulation Practical Part. Piccin.

[17] Stecco, A., Gesi, M., Stecco, C., Stern, R., 2013. Fascial components of the myofascial pain syndrome. Curr. Pain Headache Rep. 17, 32.

[18] Stecco, A., Macchi, V., Stecco, C., Porzionato, A., Ann, Day J., Delmas, V., et al., 2009. Anatomical study of myofascial continuity in the anterior region of the upper limb. J. Bodyw. Mov. Ther. 1 (1), 53–62.

[19] Vaughan, C.L., 2003. Theories of bipedal walking: an odyssey. J. Biomech. 36 (4), 513–523.

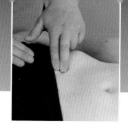

第 5 章

筋膜手法适合处理的肌骨
紊乱及功能障碍

　　患者常见的主诉是骨骼肌肉的紊乱，如背、膝、髋或肩的疼痛、僵硬、力量缺失或不协调。治疗师每天都面对这些问题，做出正确的治疗决定和临床推理，可以帮助患者提升生活质量。同时，治疗也可以不断锻炼治疗师的筋膜手法技术。针对肌肉骨骼紊乱的筋膜手法（FM）治疗会在一级和二级课程中教授。患者的问题各种各样，因此，在三级课程中，治疗着重于内部功能失调引起的肌肉骨骼系统紊乱。在收集病史和治疗时，资深治疗师会主导问诊思路，保证患者所谈论病史的方向正确。而太多不相关的信息会让治疗师在追溯问题源头时候产生误判（Stecco，2004；Stecco L. 和 Stecco C.，2009；Stecco L. 和 Stecco C.，2014）。

　　在此章中，我们将介绍一些 FM 可治疗的患者和功能紊乱。病史收集将会影响我们做出的决定，动作和触诊检查将会引导治疗师选择正确的治疗点组合进行治疗。这些都是真实的案例，使用了化名，以保护患者隐私。FM 还可以治疗许多其他症状，我们将列举下背痛、膝痛、颈痛以及腕管综合征的案例。儿童也同样能从 FM 治疗中受益，早期治疗能够帮助他们预防未来可能出现的问题。综上所述，FM 治疗对不同年龄段的人，以及多种紊乱问题都可能有益。

下背痛

　　下背痛（lower back pain, LBP）是常见的肌肉骨骼问题之一，也是世界上残疾的第一成因。大约 70% 的人在一生中的某些时候会发生下背痛。目前，据统计，每10人中就有1人患有下背痛。下背痛在欧洲是最普遍的，紧接着是北非和中东。加勒比地区和拉丁美洲下背痛患者较少。看上去像是年纪越大，下背痛风险越高（Hoy等，2014）。很显然，下背痛对个人的身体和精神，以及个人和社会经济都产生了巨大影响。其中很多案例可用FM治疗（图5.1）。

在现代社会中，无论是在上班途中、工作，还是看电视等，久坐常成为主要的日常活动姿势。所以很多患者主诉有骨盆区或下背部疼痛。Langevin等（2011）提出胸腰筋膜层之间滑动的重要性。她的研究针对的是是否有症状的个体。该研究团队首先假设患有下背痛患者的胸腰筋膜层的滑动性降低，筋膜层之间的滑动特性与疼痛和功能障碍直接相关。Branchini等（2015）针对慢性非特异性的下背痛患者就FM治疗进行了单盲、随机、对照试验。试验结果显示，FM治疗在消除疼痛和恢复下背部功能方面效果良好。

案例 1

Michael是一位下背痛患者，病例背景并不复杂。患者40岁，男性，平时骑车、慢跑（但现在下背痛无法进行）、打猎。他是一名工厂技术工人，基础健康状况良好，无特殊药物使用史。30年前曾进行过一次脐切除手术。

5年前Michael种树时，需要搬动一些沉重的木块，当时他感到下背部两侧疼痛。他请了2周病假，并服用了止痛药。在这2周期间，他的下背痛逐渐消除，于是他重新回到了工作岗位上。然而他时常需要请治疗师用手法处理一

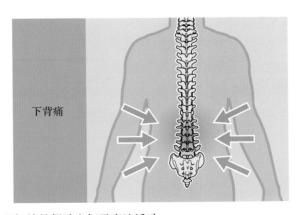

图5.1 FM的治疗目标就是帮助人们无痛地活动

下腰椎，虽然效果良好，但只能保持大约 1 周。他尝试进行锻炼和拉伸，但依然背痛。2 年前，他的膝关节周围无缘无故地出现不适。这之前没有发生过意外事故和受伤。因为膝关节问题越来越严重，他只好去就诊。现今，他的膝关节疼痛总是复发，以至于他无法跑步。并且他的下背部变得越来越僵硬，这有点像 5 年前开始痛时的感觉，久坐和开车会加剧疼痛（表 5.1）。

腰、髋、膝节段的动作检查显示他的髋关节后伸位受限，且旋外有不适感，右侧更严重。腰椎前屈带有一些疼痛，侧屈感觉紧张，尤其是向左侧屈曲时。触诊检查了腰、髋、膝节段，显示矢状面的致密化和敏感度最高。右侧腹直肌筋膜（AN-LU rt**）、双侧髂肌筋膜（AN-PV bi***）和右侧股直肌筋膜（AN-GE rt**）都受影响。双侧髂肌筋膜区域（AN-PV）非常敏感和致密化，且有放射感直达膝区域。RE-GE rt**（右侧腘绳肌区域）作为拮抗方也跟着受影响。在他的 LA-LU（右侧腰方肌筋膜区域）也有不适感。在竖脊肌上（RE-LU bi**）我们能辨认出一些筋膜层滑动的改变。通过以上触诊检查，可确定矢状面筋膜变性最严重。星号用来表明疼痛、致密化和放射感。* 表明这个点带有疼痛或轻微致密化。** 表示这个点带有疼痛且致密化较明显。*** 主要表明这个点能够触发其他部位的感受（放射感）且带有疼痛和致密化。

治疗针对双侧髂肌筋膜区域（AN-PV）、右侧股直肌筋膜区域（AN-GE），双侧竖脊肌筋膜区域（RE-LU）和右侧腘绳肌筋膜区域（RE-GE）（图 5.2）。治疗后重新评估，腰部疼痛消失，整体动作（包括髋伸）都恢复正常活动度。

Michael 被告知在治疗当天应该放松休息，治疗后一天可以开始少量步行。如果最终膝关节和腰部疼痛完全缓解，可以进行短程跑步。1 周后 Michael

表 5.1　Michael 的评估表

	节段	位置	侧	病史	反复性 / 持续性	疼痛评分	备注
SiPa	LU	RE	bi	5 年，外伤	反复性	VAS 4/10	坐位加重
ConcPa	GE	AN	rt	未知	反复性	VAS 5/10	
PrevPa	—						

SiPa—疼痛部位；ConcPa—伴随性疼痛；PrevPa—疼痛史；LU—腰部；GE—膝；RE—背侧区域；AN—前侧区域；bi—双侧；rt—右侧；VAS—疼痛评分量表

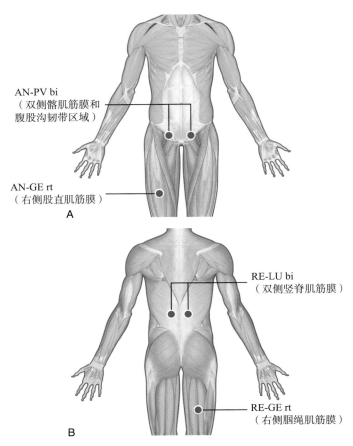

AN-PV bi
（双侧髂肌筋膜和
腹股沟韧带区域）

AN-GE rt
（右侧股直肌筋膜）

A

RE-LU bi
（双侧竖脊肌筋膜）

RE-GE rt
（右侧腘绳肌筋膜）

B

图 5.2　Michael 的 FM 治疗中有关的协调中心（CC 点）。（A）前面观；（B）后面观

来电话说，他的膝和腰都不痛了，可以短程跑步。之后的预约在 1 个月之后。
治疗结果非常好，Michael 已经能够跑步，且下背痛也不再困扰他。尽管 1 个
月后当他来复诊时，他主诉肩袖区域扭伤，但这是另外需要处理的不同情况。

　　从这个案例我们能够更明确地知道髂肌的筋膜协调中心（CC）位于腹股
沟韧带处（AN-PV），且就在髂肌筋膜上、髂前上棘下方，是一个经常被忽视
的或很少治疗到的部位。但这一区域在解剖及功能上都处于躯干和下肢交汇
处，因而非常重要。肌筋膜的力学传导在躯干和大腿间是相互作用的。在此区
域，大腿肌肉从下方交会于腹股沟韧带，且躯干腹肌区域也从上方连接于此。
这就是解决 Michael 下背部疼痛的关键点。

膝关节疼痛

膝关节疼痛是一个常见问题。然而，有时候只用一个冰袋就能解决。膝关节疼痛有时是过去的创伤或劳损向近端或远端扩散产生的一种代偿。最终，膝关节常因为过度代偿而产生疼痛（图 5.3）。

案例 2

Margot，38 岁，女性，一直从事秘书工作。她在 2002 年生育一子，从那时开始，遛狗成了她唯一的日常锻炼。右肩和左膝疼痛困扰着她，因此她无法尝试运动。忍受了多年右侧盂肱关节疼痛后，她在 2014 年 9 月进行了手术，然而所实施的滑囊切除术并没能缓解疼痛。她不记得疼痛是何时开始的，也不记得原因。目前，她的症状是肩膀无力且活动度受限，任何一种肩部活动都会引发疼痛。当 Margot 来到诊所时，主诉更多的是她的左膝，这持续困扰了她大概 1 年了。

2009 年，Margot 遭遇了一次车祸，另一辆车撞向了她车的主驾一侧。她回忆说，在那之后出现颈痛和下背痛，但当时并不严重。2012 年时，她开始感到胃灼热。在收集病史时，我们还了解到，她在 1 岁时做过腹股沟疝手术。Margot 曾尝试过各种治疗，以缓解肩膀和膝的疼痛，但至今疼痛仍未消除。医生计划为她在第一次 FM 治疗后的 2 个月进行手术。除了膝关节疼痛外，她还说身体存在整体僵硬感（表 5.2）。

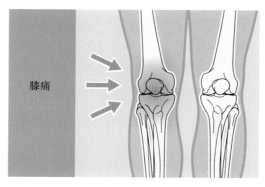

图 5.3　膝痛通常由下肢的功能失调引起

表 5.2　Margot 的评估表

	节段	位置	侧	病史	反复性 / 持续性	疼痛评分	备注
SiPa	GE	RE	lt	1 年，创伤	持续性	VAS 5/10	
ConcPa	HU	LA	rt	2 年以上，未知	持续性	VAS 3/10	
PrevPa	CL, LU	LA	lt	6 年，创伤	目前无痛		

创伤	手术		检查
车祸，6 年	腹股沟疝，37 年 滑囊切除术 HU rt，2 年		

SiPa—疼痛部位；ConcPa—伴随性疼痛；Prev Pa—疼痛史；GE—膝；HU—肱骨；CL—颈部；LU—腰部；RE—背部；LA—外侧；lt—左侧；rt—右侧；VAS—疼痛评分

　　Margot 的动作检查并没有测试出任何关于膝关节的主要问题。她的肩关节在内旋测试时出现了活动度受限和疼痛。所有其他测试，包括主动和被动，都是阴性。触诊检查发现了问题始发于内脏的对应点，所以我们决定按照内部功能失调来治疗这个案例。治疗开始于双侧腹直肌内侧的点。经过治疗后，Margot 表示全身都放松了。在此次治疗当中，对髋关节和肩关节的区域也进行了处理（内脏 FM 治疗的部分），且该治疗在骶骨区域进行了平衡。此后，Margot 感到更放松了，且肩膀疼痛得到了缓解。她的左膝关节后侧仍然有一些紧绷感，因此我们安排了 1 周后的第二次治疗。在第二次治疗中，她说她已经能够重新骑马了。她的肩部疼痛消失了，这段时间胃灼热的症状也没有出现，但左膝问题仍然困扰着她，膝部有轻微肿胀使她无法下蹲。她说，疼痛主要在膝关节前侧。在此次动作检查和触诊检查当中，出现相关测试呈阳性。触诊发现矢状面筋膜变性最严重。于是治疗从她的左侧 AN-GE 开始。该点位于大腿中点，股外侧肌和股直肌的间沟内（图 5.4）。在同一序列上，我们选择治疗足部和小腿区域，然后平衡反向序列（RE）上的筋膜点（髋部和膝部）。这些筋膜点位于左后侧的髋部和膝部。在这次治疗后，Margot 开始能够无痛下蹲。Margot 的内部功能紊乱同样对她的骨骼肌产生了影响。

　　在初步研究中，Pedrelli 等（2009）治疗了协调中心 AN-GE。这个点被认为主要负责股四头肌的协调并治疗膝关节前侧疼痛。在此研究中，研究的是一个特定点而不是一个特定序列，尽管它确实在这个案例治疗中起到了作用。

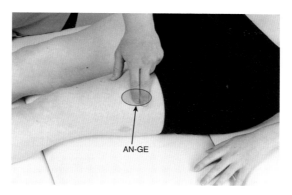

图 5.4 股直肌筋膜治疗 (AN-GE)，协调中心

在第二次 FM 治疗后，第三次治疗被安排到 2 周后。尽管 Margot 感觉在两次治疗后已经好了很多，但仍需要继续治疗，看看是否能够避免膝关节的手术。在她第三次来治疗时，很明显她不需要进行膝关节手术了。她的膝关节不痛了，并且重新开始了之前多年都无法进行的慢跑和骑车。此时，她只是感觉右肩区域有一些僵硬，在触诊后我们发现她上肢矢状面上仍存在一些问题。在之前的第二次治疗中，我们着重处理了下肢问题，检查了肩区。第三次治疗包括了颈、胸和肩节段的矢状面。我们请 Margot 在 2 周后和我们电话沟通，告诉我们她治疗后的情况如何。她说的第一件事就是，她取消了膝关节手术。现在她能够重新开始运动了，这有助于她的康复。

从 Margot 的案例来看，我们用 FM 帮助她提升了生活质量，让她能够重新开始运动；减轻了她的疼痛，为她重建了无痛运动能力。尽管她的情况处理起来具有一定的挑战，但只要顺应 FM 治疗的原则，效果确实不错。Margot 的生活和之前的意外对她的身体造成了损害且影响了身体功能。FM 揭示了其效果在于遵循指导治疗原则去找到疼痛的根源以及全面地解决每一个案例。

颈部疼痛

Stecco 等（2004）提出，慢性颈痛患者的胸锁乳突肌和斜角肌筋膜会出现增厚现象，尤其是周围区域的疏松结缔组织。他们使用超声影像对 25 位健康受试者和 28 位有慢性颈痛的患者进行了检查和分析。他们发现慢性颈痛患者在接受治疗后疼痛减轻的同时疏松结缔组织的厚度也随之降低。这些研究结果很好地诠释了一个假说，即疏松结缔组织在筋膜层之间发挥的作用在慢性颈痛的形成中很重要。FM 是针对这类问题的理想治疗"工具"。头部对于整个躯干来说相当于控制中心。当我们的头颈屈曲时，腰椎也会跟着屈曲；同样，当我们伸展颈椎和头部时，脊椎其他关节也同样会伸展。颈椎区域称得上是躯干、头部和上肢的汇聚点，很容易受这些部位问题的牵累。普遍情况是，当颈椎出现症状时，也会对躯干其他节段产生影响（图 5.5）。

案例 3

Paul，是一名 35 岁的工程师，每天在电脑前工作 8 小时。他爱好游泳和阅读。3 年多前的一次冰上摔倒后，他就一直受到颈痛的困扰，当时他的下背和右侧颈椎也受了伤。Paul 在这次受伤前，右侧肩胛区域就已经有一些不适。工作中大量使用电脑的情况已经大概持续 10 年了，他感到在右肩胛区域有断断续续的僵硬和疼痛。他认为疼痛由长时间工作和久坐引起。游泳对他的肩胛区域疼痛有一定缓解作用，但大概 4 个月前，游泳却对他的颈椎和下背部区域产生了激惹。此外，Paul 并没有其他疼痛史、意外事故或手术史（表 5.3）。

基于他的病史和我们的假设，我们针对他的腰椎节段、肩胛骨节段和颈部节段进行了动作检查。他觉得颈部和腰部侧屈受影响最严重，尤其是向左侧屈时。肩胛节段在水平面上表现出受限，并在向右外展时较无力。触诊发现颈节段和肩胛节段大多数致密化的点都在水平面上。在治疗了双侧胸锁乳突肌胸骨

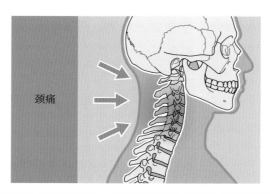

图 5.5 颈部是头、躯干和上肢的汇聚点，筋膜系统在这些部位的损伤都可以导致颈痛

表 5.3 Paul 的评估表

	节段	位置	侧	病史	反复性 / 持续性	疼痛评分	备注
SiPa	CL	RE-LA	rt	3 年，创伤	反复性	VAS 6/10	
ConcPa	LU	Re-la	rt	3 年，创伤	反复性	VAS 2/10	
	SC	Re	rt	10 年，工作相关	反复性	VAS 3/10	使用电脑时加重

SiPa—疼痛部位；ConcPa—伴随性疼痛；CL—颈部；LU—腰部区域；SC—肩胛区域，肩带；RE-LA—外侧和背侧；rt—右侧；VAS—疼痛评分

束和锁骨束之间点（IR-CL bi）、左侧斜角肌前和肩胛提肌于 C2、C3 的止点处（ER-CL lt）之后，Paul 颈椎的活动度有了提升。对 Paul 两侧在肩胛提肌上的 ER-SC 点都进行了治疗。然后进行双侧第 12 肋下腹外斜肌处的点（ER-LU bi）的治疗。治疗后，Paul 感觉很棒，他的活动度有了大的改善，尤其是颈椎和腰椎的各个方向活动度都有了很大的提升。他觉得疼痛已经完全缓解了，因此下一次的治疗被安排到 1 个月之后。

Paul 的案例是经典的肌肉骨骼系统问题，两个"远端"节段都受到了影响，即颈椎和腰椎（图 5.6）。该案例的治疗结果很好地解释了 FM 在筋膜生物力学链上如何起作用。重建筋膜的滑动特性，能够增强患者身体的运动能力和快速减轻疼痛。像这些案例，患者和治疗师双方都值得高兴。重建筋膜的滑动潜力，能够支持我们重获正常的活动能力，去做自己想做的事。

腕管综合征

腕管综合征是常见的神经卡压症状之一，手法治疗适用。腕管的结构包含了腕骨，在深层有横腕韧带（transverse carpal ligament，TCL）覆盖其上，在此韧带上稍浅层，有一个"三层结构"的结缔组织，对腕管起到增强加固的作用，并连接至前臂筋膜。正中神经与指深屈肌、指浅屈肌和拇长屈肌一起穿过腕管。尺神经在更内侧的更浅层穿过同区域，即"Guyon"管。该管道是由豌豆骨以及深筋膜浅层增厚结构形成。深筋膜浅层对前臂筋膜起增厚加固的作用增强朝纵向和横向的纤维传导力。这些结构也和螺旋链有关。腕支持带含有丰

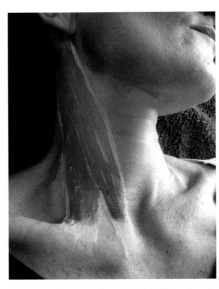

图 5.6　胸锁乳突肌。它的筋膜连接着整个颈部区域的其他肌肉，如斜角肌和斜方肌

富的机械性刺激感受器，包括本体感受器。融合中心（CF）位于这个区域，起到协调前臂各个筋膜单元的作用。伸肌支持带则在掌侧与前臂筋膜形成直接延续。这些结构包裹着腕部结构，由于它们有着丰富的神经支配，因而还具有感受器的作用。腕横韧带更像滑轮，从钩骨、豌豆骨连接至舟状骨和大多角骨。它为各个肌腱创造了通道（Stecco 等，2010，Tang 等，2012；图 5.7）。

　　FM 的优势在于它能够将肌筋膜链联系起来。腕管被腕横韧带覆盖，位于更浅层的筋膜对其加固。对正中神经的压迫一般是由于腕横韧带引起，但常见的起因更像是筋膜的功能失调。这些观点都能够用 FM 的治疗流程当中的序列链以及肌筋膜桥结构来解释，从胸大肌到肱二头肌，到肱二头肌腱膜，以及前臂筋膜这一连接。这一序列当中的任何一个部分的筋膜功能失调都可能引发类似腕管综合征的症状，而症状可能体现在其中任一节段。过度使用和滥用腕关节都会造成深筋膜细胞外基质从溶胶状变成凝胶状，而这种变化可能发生在整个手臂的任一部分。这样的变化可能改变筋膜的适应性和滑动能力，给组织带来异常的压力。这给细胞外基质增加了黏滞性，可能会影响正中神经的神经外膜和它的伸缩结构，继而改变滑动的性能（Stecco 等，2009，2013）。

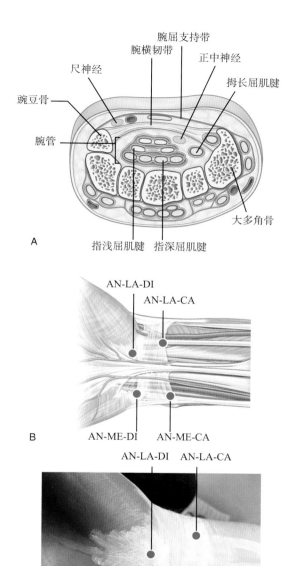

图 5.7 腕管和融合中心（CF）的解剖位置。这些点都正好在腕关节的支持带处。DI 正好在手的区域，CA 在前臂处标明。AN-ME 在前臂正面（偏尺侧）。AN-LA 在前臂正面（偏桡侧）

案例 4

接下来的案例，解释了 FM 的典型治疗流程。部分评估表内容可以更好地解释这个案例。Wendy，40 岁，竞技骑手，每天都进行训练。有一个 10 岁的孩子，顺产。她主要的兴趣在于骑马，且从事马术教学工作。所以她的日常主要活动是坐着、开车和骑马。6 个月前，她开始感到左手臂、腕关节、手指有点针扎样刺痛。该症状是在某天训练得比较累之后发生的，且在当晚慢慢严重起来。她感觉从拇指到中指有麻木。左肩症状在近 3 个月期间夜晚加重。她认为肩痛是从腕关节开始的。Wendy 在 5 年前曾经从马上摔下来，锁骨骨折（表 5.4）。她并没有进行手术治疗，且保守治疗也不充分。她偶尔感觉到双侧肩胛骨会有不适感，目前无症状。现在她的左手臂疼痛严重。据 Wendy 描述，疼痛主要在手掌侧及前臂屈肌侧。她自觉所有症状都在前侧，尤其是肩膀和前臂部分。她 1 个月前去看医生，基于肌电图（EMG）的结果，医生建议做腕管手术。Wendy 想尝试手法治疗，但因为接下来有一个很重要的比赛，她倾向于避免手术。

在第一次治疗时，动作检查实施于左侧肩胛区域（SC 和 HU 节段）。受限最多的是内外旋运动（水平面）；矢状面和冠状面都无疼痛。前臂（CA）节段于屈曲位做桡侧偏抗阻时和内旋时会有轻微疼痛。当进行手指（DI 节段）测试时，做指屈（呈抓挠动作）时存在疼痛且无力（水平面）。Wendy 也提及了

表 5.4　Wendy 的评估表

	节段	位置	侧	病史	反复性 / 持续性	疼痛部分	备注
SiPa	DI-CA	AN	lt	6 个月，劳损	持续性	VAS 8/10	夜间加重
ConcPa	HU	AN	lt	3 个月，未知	反复性	VAS 5/10	骑马加重
PrevPa	SC	AN	lt	5 年，外伤	目前无		

外伤	外科	检查
左侧锁骨骨折 5 years	—	左侧上肢肌电图，1 个月

CP	DI	PE
—	1 ~ 3, 麻木	—

SiPa — 疼痛部位；ConcPa — 伴随性疼痛；PrevPa —疼痛史；DI — 手；CA — 前臂；HU — 盂肱关节；SC — 肩胛区域，肩带；AN — 前侧；lt — 左侧；VAS — 疼痛评分量表

她在抓握缰绳时的一些问题。指伸抗阻时也有轻微不适，且内收抗阻时无力。动作检查结果显示水平面问题最严重。

　　在实施动作检查后，触诊检查了四个节段：肩节段、肱骨节段、前臂节段，以及手掌节段（SC、HU、CA、DI），在矢状面上有重要的发现。位于胸小肌（AN-SC）和大鱼际（AN-DI）的点向左侧肘关节放射痛。左侧前臂（CA）节段的每个平面都有问题，但较轻微。同时，肱骨（HU）节段的所有平面也都受影响，但最致密化的点还是位于矢状面上。位于三角肌前束的点（AN-HU）、冈下肌筋膜上的点（RE-HU）、肱桡肌和桡侧腕屈肌之间的点（AN-CA）被列为需要治疗的点，加上标注为三颗星（***）的点（AN-SC 和 AN-DI，左侧）（表 5.5）。

　　第一次治疗开始于胸小肌矢状面上的点（AN-SC lt）。Wendy 说当治疗这个点的时候，她能感觉到向大鱼际区域（AN-DI lt）的放射性传导，所以这个点被列入治疗的下一个点。在这些点都被治疗后，再次做手指区域（水平面）的动作检查。Wendy 表示疼痛已经减轻且力量有所增加。拮抗侧也进行了治疗，以达到平衡，即左侧冈下肌的点（RE-HU），因为当触诊时也能感觉到这个点的致密化和疼痛。在这些点都治疗结束后，又再次检查了前臂。致密化仍存于肱桡肌和桡侧腕屈肌之间的点（AN-CA）（图 5.8）。治疗最后阶段筛查向

表 5.5　Wendy 的运动检查和触诊检查

动作节段	节段	位置	侧
HU	AN-CA lt*		IR-HU lt**，ER-HU lt*
CA			IR-CA lt*
DI		ME-DI lt*	IR-DI lt**，ER-DI lt*

触诊节段	矢状面	冠状面	水平面
SC	AN-SC lt***，RE-SC lt**		ER-SC bi*
HU	AN-HU lt**，RE-HU lt**	ME-HU lt**	IR-SC lt*
CA	AN-CA lt**	LA-CA lt*	IR-CA lt**
DI	AN-DI lt***	Re	

HU—盂肱关节区域；CA—前臂；DI—手部；SC—肩胛区域，肩带；lt—左侧；rt—右侧；bi—双侧

前和向后运动链，看看是否还有残留的致密点。对位于胸锁乳突肌前侧的点（AN-CL lt）和位于竖脊肌外侧接近 C5 和 C6 的点（RE-CL rt）进行了治疗，这可以在上半身形成平衡。治疗后的运动测试（DI、CA 和 HU 节段）显示，之前存在疼痛的运动方向已经没有了疼痛。

第二次治疗安排在 1 周之后，Wendy 感到很开心，因为她的手指和腕关节已经不痛了，尽管在夜晚仍有一些麻木感。她意识到不适产生于胸节段及肩胛骨区域。运动测试发现胸节段向左旋受限，手指仍然有一些无力。经过胸节段、肩节段和前臂的触诊发现是螺旋链上的问题。在此次治疗中，从 RE-ME 螺旋链开始，治疗了左上肢和肩膀，一直到腰的区域。治疗后 Wendy 感觉她的胸节段旋转有所改善。

3 周后，第三次就诊时，Wendy 已经没有上臂不适了。她已经能够重新正常骑马。她回忆起，过去她曾经历过几次坠马，撞到了头部和左肩。这次做了头部和颈部区域的运动测试，在冠状面上有一些问题。触诊也同样在冠状面-向外运动序列链发现阳性体征。左上肢的触诊发现在第一骨间背侧肌（LA-DI lt）和肱骨内侧髁上四指处的肌间隔（ME-CU lt）有致密点。在这次治疗后（表

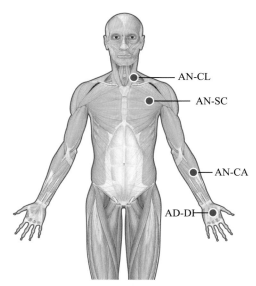

图 5.8 Wendy 的案例中治疗的向前运动序列链（AN）。AN-CL 位于胸锁乳突肌前侧筋膜上；AN-SC 位于胸大肌筋膜；AN-CA 位于前臂中段，前臂筋膜上；AN-DI 位于掌腱膜

5.6），Wendy 的疼痛和感觉异常完全消除。她决定去参加比赛且满怀信心。

　　Pratelli 等（2014）对比了治疗腕管综合征的筋膜手法和激光治疗，结果显示手法治疗更胜一筹。手法治疗组的疼痛极大程度降低，且在治疗后功能出现改善。同 Wendy 的案例一样，筋膜手法的成功是因为考虑了腕屈支持带、掌腱膜、前臂及臂筋膜的连续性。筋膜手法是一种非侵入式的方法且适用于这样的紊乱，多数情况下能够减轻那些因为筋膜功能紊乱引起的症状。支持带的改变和筋膜序列链或螺旋链的改变有关系，在这种情况下，针对上肢的筋膜治疗可以改善症状。治疗上肢深筋膜和正中神经的神经外膜能够改变其在神经中的嵌入结构。在这类案例中，强烈建议使用筋膜手法。

表 5.6　Wendy 的治疗流程

治疗	CC	结果	备注
治疗 1	AN-SC bi，AN-DI lt，AN-CA lt，AN-CL lt，RE-CP3 rt	++	VAS 2/10
治疗 2	RE-ME-DI lt，AN-LA-CA lt，RE-ME-CU lt，RE-ME-SC lt，AN-LA-LU lt	+++	治疗后无痛
治疗 3	LA-CP2 lt，LA-SC bi，LA-CP 3 rt，LA-DI lt，ME-CU lt	+++	无痛，无受限，无力感解除

治疗点仅作为举例。第 1 次治疗中在肩胛骨区域、手部、前臂、上臂、头颈部处理了 AN 和 RE 的链。

第 2 次治疗列举了 CF 点，RE-ME 链在手臂背侧靠尺骨，AN-LA 链走行于手臂前侧靠近桡骨侧。

第 3 次治疗关注于冠状面，处理了与外展和内收功能相关的肌肉处的点。

结果可以使用"+"记录，如果效果不是很明显可记作"+"，效果较好记为"++"，如果治疗后患者完全无痛且没有失调的症状了，则为"+++"

关于儿童的治疗

　　儿童也同样有着各种各样的肌肉骨骼系统紊乱，如头痛、肩膀痛，以及"生长"痛。外伤事故，如骨折、扭伤、拉伤或脱臼，这些可能影响到肌筋膜系统和改变筋膜的滑动性。通常这一类儿童损伤都处理得不充分或被忽视，甚至很轻易采取药物治疗。用筋膜手法治疗儿童通常非常有效。治疗师需要一双"能够倾听的双手"以及高敏感度，尤其是在治疗儿童时。问询时通常比较有趣，因为治疗师需要反复确认小孩的反馈是否和父母的反馈一致。相较于成人来说，儿童唯一的优势是伤痛史比较简单。绝大多数的意外和事故都记忆犹新。这通常能让治疗师更快地做出一个假设和实施动作及触诊检查评估。通常情况下一开始触诊时力度要轻一点，然后逐渐加深（图 5.9）。

案例 5

　　Andy 是一名 6 岁的男孩，他的案例很典型。因为 Andy 从上幼儿园开始就有头痛的现象，他的母亲陪同他前来就诊。幼儿园嘈杂的环境和噪声会激惹他出现症状。有时他还会胃痛，尤其是夜间。从幼儿园暑期结束开始，这些症状持续 5 个月了。此外，他没有其他健康问题，也没有手术或创伤病史（表 5.7）。

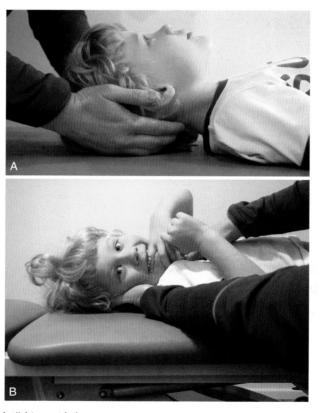

图 5.9 一名儿童在进行 FM 治疗

表 5.7　Andy 的评估表

	节段	位置	侧	病史	反复性 / 持续性	疼痛评分	备注
SiPa	CP	LA	bi	5 个月，过度使用	反复性		上幼儿园加重
ConcPa	LU	AN	bi	5 个月	反复性		上幼儿园加重

SiPa—疼痛位置；ConcPa—伴随性疼痛；CP—头部；LU—腰部；LA—外侧；AN—前侧；bi—双侧

治疗师对他的头、颈和腰节段做动作检查。在动作检查中，发现在向外侧和斜向的运动中，他的左眼移动比右眼慢。下颌的动作测试显示双侧向外运动都受限。在颈部和腰部节段没有发现动作问题。躯干腰节段的触诊显示双侧腹直肌上的点都有致密化（AN-LU bi）。双侧胸锁乳突肌后侧缘都比较紧，后侧竖脊肌外侧 C5 到 C6 处（RE-CL bi）非常敏感。在颧弓下的点和眼轮匝肌上的点会向整个头部放射。左侧的咬肌更紧张一些。在触诊后，治疗顺序是先在腹直肌上，然后到 C5/C6 处的竖脊肌，以及双侧眼轮匝肌（图 5.10）。Andy 主诉在治疗后觉得很累。动作检查也正常了，左眼感觉比右眼明亮了许多。他的母亲在几周后打电话来说，他没有再出现头痛。偶尔当他觉得头痛又要发作时，Andy 会要求妈妈帮忙按压他头部的点。其他时候他都感觉良好！

案例 6

第二个案例是 Maria，5 岁的女孩。一年来她一直有腿部有生长痛。2 年前，她进入动作指导幼儿园，期间有在森林里进行长距离徒步的活动。Maria 的疼痛开始于某天晚上，且此后几个月疼痛更加频繁。她经常会半夜痛醒，早晨有时候会有跛行，疼痛很剧烈。服用止痛药（NSAIDs，非甾体抗炎药）对疼痛有帮助，热敷有时也会起作用，但疼痛仍然存在。她没伤痛史，健康状况良好（表 5.8）。她的母亲认为药物并不是最好的解决方案，因此预约了 FM 治疗。

Maria 在动作检查中表现良好，没有任何疼痛和活动受限。在躯干和足踝触诊，发现 AN-LA 这条螺旋链上有一些失调，从足部（PES）开始一直到胸节段。治疗开始于足部的前外侧（AN-LA），紧接着是小腿的后内侧（RE-ME）部分。膝关节的 AN-LA 处并没有致密化，但是 RE-ME 的髋节段和躯干存在致密化且比较敏感。对 Maria 的治疗很容易，她也很配合。治疗后向她的母亲交

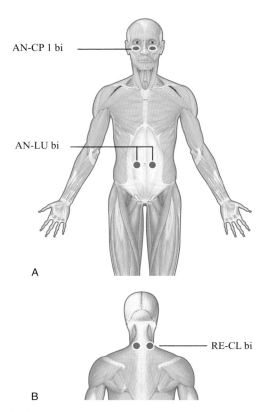

图 5.10 Andy 的案例中治疗的协调中心。AN-CP 1 位于眼眶下缘；AN-LU 位于腹直肌上；RE-CL 位于 C5、C6 水平，斜方肌和夹肌筋膜处

代，如果症状继续出现或反复，务必电话告知。在 2 个月后，Maria 的妈妈打电话说，她们家周末出去露营，走了不少山路，在那些天晚上，Maria 说她的腿痛。因此，我们安排了第二次 FM 治疗。这次触诊后，我们发现了水平面上有更多的问题。治疗实施于双侧跩展肌处的点（IR-PE bi）以及双侧梨状肌处的点（ER-CX bi）。最后臀肌筋膜靠近髂嵴最高点的部分（ER-PV bi）也被治疗了。Maria 在治疗后感觉更轻松了。此次治疗后，Maria 能够如愿进行爬山和徒步。因此，水平面在 Maria 的治疗中比较重要。之前描述过，（旋转）水平面序列链和对角链、螺旋线常伴随性出现。本案例中，需要两次治疗来解决筋膜功能的失调。

　　对儿童来说，治疗并不一定困难。治疗师需要站在孩子的角度和他们沟

框 5.8　Maria 的评估表

	节段	位置	侧	病史	反复性 / 持续性	疼痛评分	备注
SiPa	TA	LA/ME	Bi	2 个月，过度使用	反复性		夜晚加重
ConcPa							
PrevPa							

SiPa—疼痛部位；ConcPa—伴随性疼痛；PrevPa—疼痛史；TA—小腿区域；LA/ME—外侧和内侧

通，与儿童沟通比成人要难得多。在大多数情况下，FM 治疗都能在 1～2 次有所收获。失调和功能障碍应该尽早被解决以免产生发展性代偿。早期介入对儿童来说很重要，可以让他们尽早恢复体内平衡（图 5.11）。

现如今，患有脑瘫、风湿性关节炎、脊柱侧凸和其他先天性功能障碍疾病的儿童都能得益于 FM 治疗。当然，很多神经症状并不能被治愈，通过治疗筋膜这一重要感觉器官来影响周围神经系统，能够帮助孩子们去应对这些症状。神经康复也能够将 FM 作为一个有力的工具去解决患者的筋膜问题。Ćosic 等（2014）进行了关于驼背的初步研究。根据这次初步研究，他建议将 FM 和运

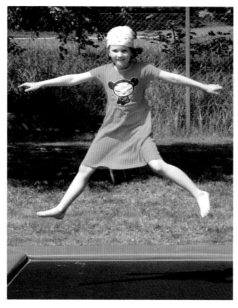

图 5.11　儿童在治疗后会更活跃，而且儿童的好动天性可以帮助他们保持和加强治疗效果

动疗法结合起来。研究显示，短期的 FM 治疗结合运动，治疗效果可以持续至少 7 个月。

（谢境裕　译）

参考文献

[1] Branchini, M., Lopopolo, F., Andreioli, E., et al. 2015. Fascial Manipulation® for chronic nonspecific low back pain: a single blinded randomized controlled trial. F1000Res, 4, 1208.

[2] Ćosic, V., Day, J.A., Iogna, P., Stecco, A., 2014. Fascial Manipulation® method applied to pubescent postural hyperkyphosis: A pilot study. Journal of Bodywork & Movement Therapies. 18, 608–615.

[3] Hoy, D., March, L., Brooks, P., Blyth, F., Woolf, A., Bain, C., et al., 2014. The global burden of low back pain: estimates from the Global Burden of Disease 2010 study. Ann. Rheum. Dis. http://dx.doi.org/10.1136/annrheumdis-2013-204428, published online 24 March 2014.

[4] Langevin, H., Fox, J.R., Koptiuch, C., Badger, G.J., Greenan-Naumann, A.C., Bouffard, N.A., et al., 2011. Reduced thoracolumbar fascia shear strain in human chronic low back pain. BMC Musculoskelet. Disord. http://dx.doi.org/10.1186/1471-2474-12-203.

[5] Pedrelli, A., Stecco, C., Day, J.A., 2009. Treating patellar tendinopathy with fascial manipulation. J. Bodyw. Mov. Ther. 13, 73–80.

[6] Pratelli, E., Pintucci, M., Cultrera, P., Baldini, E., Stecco, A., Petroncelli, A., et al., 2014. Conservative treatment of carpal tunnel syndrome: comparison between laser therapy and fascial manipulation. J. Bodyw. Mov. Ther. http://dx.doi.org/10.1016/j.jbmt.2014.08.002.

[7] Stecco, L., 2004. Fascial Manipulation for Musculoskeletal Pain. Piccin, Padua, Italy.

[8] Stecco, L., Stecco, C., 2009. Fascial Manipulation Practical Part. Piccin, Padua, Italy.

[9] Stecco, A., Macchi, V., Stecco, C., Porzionato, A., Ann Day, J., Delmas, V., et al., 2009. Anatomical study of myofascial continuity in the anterior region of the upper limb. J. Bodyw. Mov. Ther. 13 (1), 53–62.

[10] Stecco, C., Macchi, V., Lancerotto, L., Tiengo, C., Porzionato, A., De Caro, R., 2010. Comparison of transverse carpal ligament and flexor retinaculum terminology for the wrist. J. Hand Surg. 35, 746–753. http://dx.doi.org/10.1016/j.jhsa.2010.01.031.

[11] Stecco, A., Gesi, M., Stecco, C., Stern, R., 2013. Fascial components of the myofascial pain syndrome. Curr. Pain Headache Rep. 17, 32.

[12] Stecco, A., Meneghini, A., Stern, R., Stecco, C., Imamura, M., 2014. Ultrasonography in myofascial neck pain: randomized clinical trial for diagnosis and follow-up. Surg. Radiol. Anat. 36 (3), 243–253.

[13] Stecco, L., Stecco, C., 2014. Fascial Manipulation for Internal Dysfunction. Piccin, Padua, Italy.

[14] Tang, J.B., Amadio, P.C., Guimberteau, J.C., Chang, J., 2012. Tendon Surgery of the Hand. Elsevier. pp 3–16.

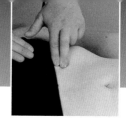

第 6 章

筋膜手法治疗内部功能失调

如果患肌肉骨骼系统疾病的患者在接受筋膜手法治疗后症状没有缓解或在治疗后很快复发，那么筋膜手法治疗师一般会考虑使用内脏筋膜手法（FMID）。在查体时，给这类患者做动作检查并不一定出现疼痛。他们的疼痛多是弥漫性的，难以描述，一开始时疼痛位置往往不固定。他们的病史也会显示出与内部脏器相关的症状，例如消化系统、呼吸系统或内分泌系统的相关问题。内脏筋膜手法的治疗更多着重于对内部紊乱的调理而不是针对具体的病理改变。Luigi Stecco 写过一本书，论述了通过认识内部筋膜和自主神经系统之间的关系等来论证内脏筋膜手法的观点。这些交互连接揭示了人体筋膜系统的整体性，同时为肌筋膜系统与内部系统相关性的观点提供了支持。

内部筋膜

内部筋膜的一个基本功能是保证器官和内脏相对于肌肉骨骼系统（如腹壁）的独立性。它还具有支撑和固定脏器位置的作用，同时保证内脏的活动性；参与管理和协调器官的自主运动和活动性。内部筋膜还为血管、神经和淋巴管提供通道。内脏筋膜手法通过对躯干壁施加摩擦力和压力来纠正身体的整体张力，而纠正腹腔表面张力可以影响到深筋膜，进而恢复脏器的活动和功能。

基于解剖研究，我们将内部筋膜分为包裹性筋膜和嵌入性筋膜（图 6.1）。包裹性筋膜紧密附着于器官、脉管和腺体，并对这些结构的位置有重要的协调作用。所以包裹性筋膜也对器官有塑形作用。包裹性筋膜对牵拉十分敏感，并且其自主神经使它们具有协调功能的性质。包裹性筋膜可以比作肌骨系统中的

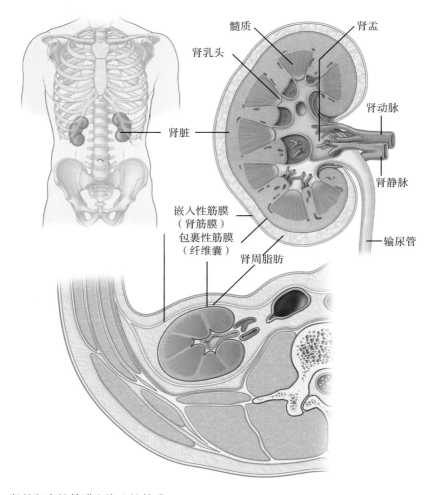

图 6.1 肾的包裹性筋膜和嵌入性筋膜

肌外膜。包裹性筋膜很薄，弹性较大，紧密附着于器官。例如在肺部，脏层胸膜就属于包裹性筋膜，它与实质组织紧密相连。

　　器官相对肌肉骨骼系统要有自主运动。嵌入性筋膜固定器官的同时又允许其有一定活动度。虽然嵌入性筋膜与器官有些部分是分离的，但它会将器官与躯干筋膜相连接。嵌入性筋膜的纤维层中富含胶原纤维。嵌入性筋膜在器官和其他组织之间形成（韧带状）锚点，例如肝脏的圆韧带。嵌入性筋膜同时具有分离和连接的作用，在我们的身体中扮演双重角色。它们将内部系统与肌肉骨骼系统相连接。嵌入性筋膜可以被比作腱筋膜，它更厚且和器官或肌肉容易分离。嵌入性筋膜的一个例子是肺部的壁层胸膜，它能自由活动并与胸内筋膜相连接。

嵌入性筋膜在横、纵向都存在连接，其纵向连接着的一组器官被称为"结构"（apparatus）。一个结构是由一组协同工作的器官组成，由嵌入性筋膜将它们连接在一起，形成序列。例如呼吸系统中喉和气管的筋膜与壁层胸膜形成的连续性组织即为一个结构。它们协调着呼吸作用相关功能，如发音。嵌入性筋膜横向上将不同结构连接在一起，例如小网膜起于胃小弯，连接肝、胆囊和胰腺。同时，腔静脉和主动脉也连接于小网膜上（Stecco，2014）。

腹壁就像器官的外衣，保证它们的重要活动空间。当我们移动或是激活肌肉时，必须给器官保留一定的空间。通过筋膜系统产生的张力改变会对器官产生压迫和改变器官活动空间的压力。所以，筋膜手法治疗师注重通过对躯干张力的改变来恢复器官活动所需的空间。内脏筋膜手法并不直接作用于内部脏器而是通过与内部筋膜相连的肌肉筋膜来进行调整。肌肉筋膜与内部筋膜的相关性说明了作用于病灶远端的筋膜致密化区域也能调节失调的原因。

张拉结构和锚索

躯干腹腔由张拉结构覆盖，这种张拉结构像一层轻薄的纤维膜，具有抗阻力和可适应性。这层腹膜是由筋膜和肌肉的胶原纤维及其产生的张量形成和支撑的。这些支撑张量分为纵向（AN-ME）、横向（AN-LA）和斜向（IR），在躯干通过胸、腰、骨盆张拉结构延续。张拉结构的这三个支撑张量形成了锚索（图 6.2）。当其两端由锚点固定时，其所形成的三个平面的张力应该是灵活可变的。躯干张量（TH、LU、PV）固定于枢轴。枢轴由四肢深筋膜远端张量在骨上的附着点形成。所以远端张量和躯干张量要保持平衡，躯干的张拉结构才不会因失衡而影响到脏器的活动性。

基本张力和肌筋膜的连续性为身体提供着稳定性和活动性。张量的失衡和僵硬暗示着腹部张量的可适应性降低，因此对嵌入性筋膜和包裹性筋膜可能产生影响。筋膜的变性可通过触诊融合中心（CF 点）和协调中心（CC 点）的致密程度来判断。FMID 与肌肉骨骼系统 FM 不同的是：它的主要目的在于平

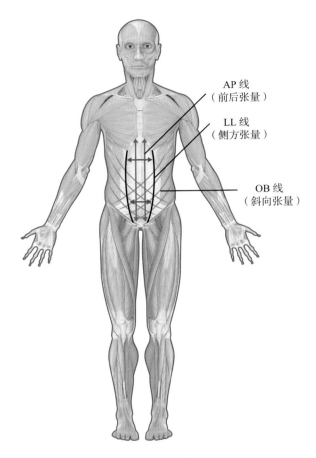

图 6.2　由前 – 后向、左 – 右向和斜向张量形成的张拉结构

衡张拉结构，包括后背和肢端张量，以保持锚索的正常。在一些案例中，远端张量可以代偿躯干的张力，而疼痛或失调的症状就会出现在手和足。我们第一个案例，术后内部失调，明显体现了这种模式。想要了解更多内部失调的内容，可参考 Luigi 的书《筋膜手法治疗内部功能失调》（*Fascial Manipulation for Internal Dysfunctions*）。

筋膜手法治疗内部失调案例

　　这里列举了几个例子，以帮助读者理解 FMID 的原理。这样才能更好地理解更加复杂的失调情况。许多症状的发生与疾病相关，而有些则有其他原因，如活动不足、不良运动模式或器官间失调。案例讨论还包含术后内部失调、经前综合征（premenstrual syndrome，PMS）以及埃勒斯 - 当洛综合征（Ehlers–Danlos syndrome，EDS，即皮肤过度弹性综合征）。许多其他失调也都可以缓解，如胃部问题、肠易激综合征、经痛、水肿、哮喘和胃食管反流（图 6.3）。

术后内部失调

患者可能接受过阑尾炎手术或剖宫产手术、疝手术、小肠手术、涉及子宫或膀胱的手术等。人们通常不会认为不适的症状是由手术引起的。有些症状可在术后几年慢慢显现。对所有患者来说，采集全面的病史十分必要，而且需要治疗师沿着症状的逻辑轨迹，推断原发问题。

Jane 6 年前做了子宫切除手术，她的恢复过程非常缓慢。术后 4 个月她才重返工作。她今年 47 岁，有下背痛和双侧髋部、小腿部的严重疼痛。这些症状始于 4 年前。她还说从去年开始，在右脚和小腿也出现了疼痛。她的医生在其足踝部注射过可的松，但没有效果。Jane 是一名护士，在过去几年中由于

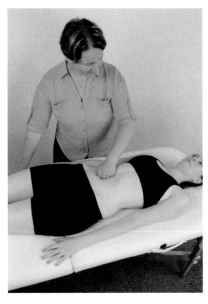

图 6.3 FM 在腹部区域的治疗

疼痛，她的活动开始受限。如果疼痛能得到控制，她想多遛遛狗或者做做瑜伽。由于病痛，她已经 3 个月无法工作了。下背痛和髋痛是持续性的，有时她半夜会因小腿肌肉痉挛而醒来。

她服用过止痛药，但没什么效果，其他治疗师针对她背痛的治疗也只能短期缓解疼痛，而运动训练却加重了她的症状。目前她感到身体僵硬，行动缓慢。第一次 FM 治疗时，我们重点平衡她的骨盆和下肢区域。动作检查显示双髋和腰部区域活动度正常，但每个方向的动作末端都会有疼痛。在这个案例中，最严重的是向前 - 向内（AN-ME）的对角线，且与内部失调相关的点也发现了致密化，且疼痛严重。治疗集中在骨盆区域以平衡躯干的 AN-ME 锚索。平衡通过踝关节区域（小腿节段，TA）来完成。治疗后 Jane 感到非常放松，且有些疲惫。她说，第一次治疗后她大哭了一场，之后睡眠时小腿痉挛的症状消失了。

第二次治疗安排在随后 1 周内。在此期间她说右脚疼痛加重，且腹部区域更加敏感。她时不时有刺痛感且双侧腹股沟区域酸痛。她没有服用任何药物，但下背部活动更顺畅，疼痛减少了。第一次治疗效果良好，第二次治疗重点在平衡最严重的张力线，即本案例中的斜向锚索。虽然还有很多地方要平衡，但 Jane 已经感觉 FM 的治疗效果比较持久。改善她的日常活动能力还需要时间，而且治疗最终目标是使她可以完成日常工作和生活。第 4 次治疗后，Jane 感觉更加自信了，并且对身体的感知增强了。她可以更容易地辨别哪些活动会超过她目前的能力。

腹壁、盆底和腰部区域筋膜的解剖连续性为骨盆区域症状可传递向躯干和下肢的观点提供了依据。当平衡盆底时，我们同时增强了盆腔器官、肌肉和筋膜层的功能。像活动受限和致密化这种筋膜失调都可导致内部和外部的失衡。所以要恢复力平衡，以重建正常的协调、收缩、激活和运动时机。Jane 长期的疼痛史、手术史和瘢痕是器官和盆腔筋膜日益僵硬的原因。随着时间的推移，张力蔓延到右脚，最后由于手术和肌筋膜系统的持续不平衡引发小腿和下背痛。通常盆底和小腿痛被看作两个独立的问题，并以不同的方式治疗。FM 治疗中，我们会考虑盆底和下肢的连续性，并假设这些问题彼此相关。这样的方法使我们可以同时处理不同的问题（图 6.4）。

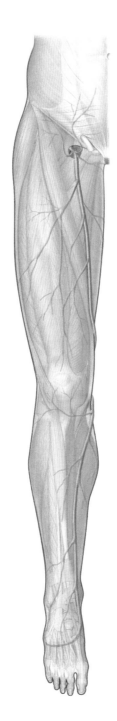

图 6.4　从骨盆到小腿筋膜的连续性

经前综合征

经前综合征（PMS）是女性最常见的不适。在这段时间内女性经历心理和身体上的剧烈波动。几乎 1/3 的女性都有过 PMS，有些人直到停经时症状才慢慢消退。身体变化包括体重增加和疲劳。经前综合征体液循环变化可导致乳房、小腿、手臂和足部的肿胀。胃部痉挛、腹泻、恶心、呕吐和头痛是典型的伴随症状。PMS 的产生原因不明。身体反应可归咎于排卵期激素的变化（Imai 等，2015；Ruy，2015）。

PMS 的症状表现多样，通常患者并没有意识到它们之间的联系。治疗会针对症状分别使用不同的药物或采取休息。我们的病例，25 岁的 Ann，从 13 岁初潮即开始出现 PMS。她的症状包括严重头痛、头晕和恶心，并伴精神压力。她在图书馆工作，读了很多相关书籍，后来她想或许筋膜治疗可能有帮助。空余时间她会做瑜伽和普拉提，但有时由于头痛过于剧烈她不得不停止这项爱好。这类案例中通常没有明显的运动问题。患者会感觉痛苦且症状无法减缓。有时药物和锻炼可以缓解，但只是暂时性的。

触诊检查结果显示斜向锚索最严重。盆腔筋膜连接着直肠、精囊和膀胱。女性子宫阔韧带植入髂筋膜和腹横筋膜，形成连续结构。这个区域的失调会改变疼痛感知和不同器官间的协调激活。盆腔筋膜的异常张力会导致系统错误激活，患者会出现胃或盆腔问题并伴随疼痛和水肿。自主神经系统与此密切相关，所以会涉及焦虑和精神问题，Ann 这个案例正是如此。在 FMID 中，筋膜紊乱会影响内脏、腺体和管性结构，治疗师要决定如何结合不同系统进行治疗。Ann 这个案例需要平衡自主神经系统和激素分泌。

Ann 主诉在治疗期间有强烈的情感反应，治疗后她感觉非常放松。治疗从腰部和骨盆区域开始，但头部也是一个重要的治疗区域，根据治疗原则在最后对头部进行了治疗。由于胸锁乳突肌的两个肌束之间致密，颈部也包含在了治疗区域内。Ann 的第一次治疗在月经后一周，当时她的头痛 VAS 评分达到 8/10。治疗后她主诉疼痛降低到 3/10，于是我们决定再安排一次治疗，还是在月经后一周。第三次治疗后效果达到了我们的预期。Ann 在经期后没有了头晕和恶心的症状，月经期间头痛降到了 2/10，并且不需要服用药物即能减轻症状。她对治疗效果非常满意，并发现随着疼痛的减轻，一些轻量运动，如散步、普拉提和瑜伽可以帮助她减轻经期症状。Ann 感觉她的情绪更稳定了。从临床角度来讲，身体的变化提高了心理承受能力。常见的误解是，人们认为女性经期疼痛和情绪不稳定、行为失控很正常。其实并非如此。正如 Ann 在治疗后所说："应该去寻求帮助，相信你自己的身体。"

盆腔疼痛可与肌肉骨骼系统、生殖系统、泌尿系统或消化系统症状相关，即使这些部位并没有炎症或特殊的病理变化（Apte 等，2012）。盆腔筋膜保持正常张力才能平衡腹部、背部和肢端的肌肉。这些联系的失调会导致远端筋膜变性。自主神经系统与筋膜的密切联系是解决本案例问题的关键。头痛和情绪变化与自主神经系统反应和张力模式平衡包括不同系统的协同相关（图 6.5）。

埃勒斯 – 当洛综合征（EDS，皮肤过度弹性综合征）

EDS 是一种影响结缔组织的疾病。皮肤、筋膜、骨骼和血管及其他器官和组织都会受这种疾病的影响。结缔组织的缺陷是引发症状的原因，疾病范围从轻微关节松弛到威胁生命的并发症。常用的分类法是维勒弗朗什命名法（Villefranche nomenclature），根据体征、症状和遗传特性进行分类（Knight，2015）。

许多 EDS 患者表现为组织柔软、脆弱且具有高度弹性。EDS 患者很容易皮肤瘀青，有些则易形成异常的瘢痕。EDS 患者典型的经历是开放性伤口出血后，形成的瘢痕随时间扩大。在一些案例中，诊断伴随断裂、错位、疝、器官破裂，包括小肠撕裂和子宫破裂及内出血症状。EDS 型脊柱侧凸、后凸患者会有严重的、进展性的脊柱弯曲，以致影响呼吸。尽管很难估计 EDS 的各类型患病率，但整体患病率在全世界范围内大约是 1/5000。关节活动过度是最典型的表现，这一类型人群有 10000 ~ 15000 人，发生率为 1/40000 ~ 1/20000（Castori 等，2015；Scheper 等，2015）（图 6.6）。

Sally 今年四十多岁，关节活动度过高。她的肩关节和踝关节曾出现过脱位和半脱位。近年来，她的双侧膝关节和左侧肘关节也出现过脱位。她的皮肤弹性非常大，但张力不足。多半时间，她都会感觉非常疲惫。下班后，她需要处理日常家务。无论何时，她还要忍受经常出现的游走性疼痛。如果她的动作

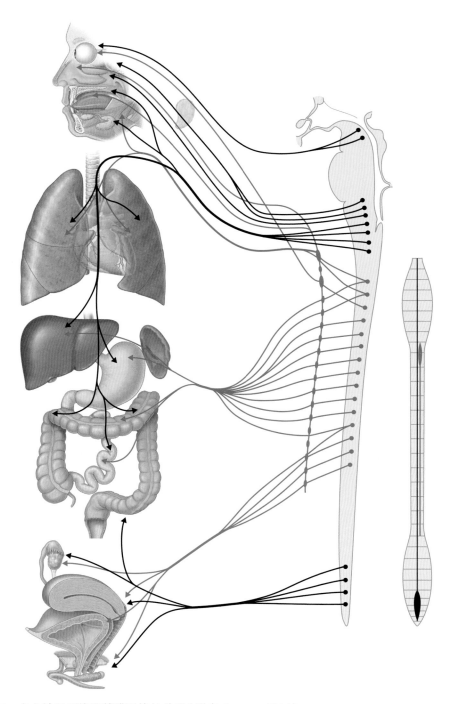

图 6.5 自主神经系统和筋膜系统的关系（引自 Stecco，2014）

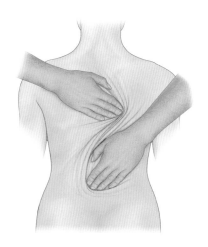

图 6.6　皮肤松弛，埃勒斯 - 当洛综合征

不协调则易失去平衡或使关节错位。她积极参与 EDS 协会的活动，得到同伴的支持似乎可以获得精神慰藉。

由于 EDS 患者一生中会出现各种不同的症状，所以这些案例需要长期多次 FM 治疗。FM 治疗对他们来说似乎有益。虽然治疗有利于放松身体，但患者主诉他们的活动能力会受影响，治疗对他们的身体来说可能强度太大。由于疾病本身存在关节活动过度，因而针对关节的松动和手法处理是不适宜的。可能会有效，但持续一两天后又会回到原来的状态。但 FM 治疗似乎能改善免疫系统功能。这个方面对于易于感染的 EDS 患者来说尤其有意义。免疫系统的增强可以消减他们的疲劳感和其他症状，使 EDS 患者能够在社会生活中更加活跃。当筋膜张力失衡状况减轻后，患者可以更好地协调动作，并且本体感觉反馈更稳定，这些是 FM 治疗的效果。这些案例中的 FM 治疗使原本松弛和活动过度的感觉反馈和本体感觉控制受益。

Sally 接受了一名有多年 FM 治疗经验的治疗师的治疗，她注意到自己的症状已经稳定，不再恶化了，并且疼痛开始减缓，她开始能够工作和进行轻量锻炼。她感觉自己比在 EDS 支持小组中遇到的其他患者状况要好一些。这些都给了她动力，去相信她自己仍能拥有正常的生活。像其他案例一样，仍然是根据动作和触诊检查来进行 FM 治疗。治疗师要时刻记住，绝不能过度治疗，少即是多（Less is more）。当症状无法痊愈时，可以使用 FM 治疗缓解症状，帮助患者提升日常生活质量。

FMID 通过筋膜网络影响全身不同系统，从肌肉到器官，包括内脏（胃肠 / 呼吸结构）、腺体（内分泌 / 造血器官）和管性结构。通过与患者交流，告诉他们治疗的客观依据，使他们理解为何没有服用药物即可改善症状是十分重要的。

（李思雨　译）

参考文献

[1] Apte, G., Nelson, P., Brismee, J.M., Dedrick, G., et al., 2012. Chronic female pelvic pain—Part 1: Clinical pathoanatomy and examination of the pelvic region. Pain Pract. 12 (2), 88–110. http://dx.doi.org/10.1111/ j.1533-2500.2011.00465.x.

[2] Castori, M., Morlino, S., Ghibellini, G., Celletti, C., Camerota, F., Grammatico, P., 2015. Connective tissue, Ehlers-Danlos syndrome(s), and head and cervical pain. Am. J. Med. Genet. C. Semin. Med. Genet. 169C (1), 84–96. http://dx.doi.org/10.1002/ajmg.c.31426. Epub 2015 Feb 5.

[3] Knight, I., Hakim, A., 2015. A Guide to Living With Ehlers-Danlos Syndrome (Hypermobility Type), 2nd ed. Singing Dragon. Imai, A., Ichigo, S., Matsunami, K., Takagi, H., 2015. Premenstrual syndrome: management and pathophysiology. Clin. Exp. Obstet. Gynecol. 42 (2), 123–128.

[4] Ruy, A., Kim, T.H., 2015. Premenstrual syndrome: A mini review. Maturitas. 82 (4), 436–440. http://dx.doi.org/10.1016/j.maturitas.2015.08.010. Epub 2015 Aug 28.

[5] Scheper, M.C., de Vries, J.E., Verbunt, J., Engelbert, R.H., 2015. Chronic pain in hypermobility syndrome and Ehlers-Danlos syndrome (hypermobility type): it is a challenge. J. Pain. Res. 20 (8), 591–601. http://dx.doi.org/10.2147/JPR.S64251. eCollection 2015.

[6] Stecco, L., Stecco, C., 2014. Fascial Manipulation for Internal Dysfunction. Piccin, Padua, Italy.

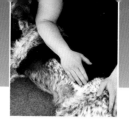

第 7 章

兽医筋膜手法

筋膜手法（FM）还包括兽医筋膜手法（VFM），与针对人体的 FM 相比，除少量差异外，基本遵循同样的治疗程序。每个物种的筋膜系统不尽相同；因此，筋膜序列链、对角线和螺旋线也因物种差异和筋膜网络及其运动模式的不同而异。目前，通过解剖，已经绘制出了犬和马的筋膜系统，相关研究结果会在 VFM 一级课程和工作室进行讲授。为获得 VFM 的治疗效果，有必要先进行动物的解剖知识学习。许多国家都有专业的 VFM 动物物理治疗师、按摩治疗师、整脊师和正骨师（图 7.1）。

VFM 的适应证包括疼痛、跛足、运动障碍、僵硬和协调问题。整体来说，VFM 针对的是肌肉骨骼系统的失调。若动物有行为问题，即使是 VFM 的适应证也需要咨询兽医后再进行治疗，这一点一定注意！在复杂情况中，如外伤、手术或损伤后，必须要与兽医共同进行治疗。VFM 的禁忌证包括发

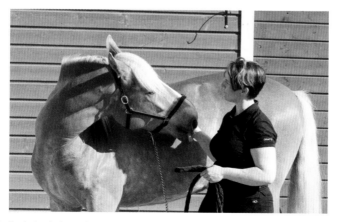

图 7.1 兽医筋膜手法治疗程序包括病史采集、运动和触诊检查、治疗（Courtesy of Miina Virtanen）

热、急性感染、炎症和皮肤损伤。已成功进行过 VFM 治疗的动物包括家猫、犬及顶级赛马。通常这类问题与年龄、性别及品种不相关。

　　如 FM 一样，VFM 也从采集病史开始。通常是询问与该动物接触最久的人。但对动物病史的描述可能会出现问题。例如，家养动物，如猫、犬，通常有固定的主人，而像马，经常会到不同地方进行比赛，它们的病史就比较模糊。主人、驯养员和兽医对处理这些动物的问题以及采集病史都非常重要。相对人而言，评估表是记录病史、动作和触诊检查、治疗，以及进行再次评估的工具。当采集动物信息时，FM 评估表同样也是非常有用的工具。

　　VFM 的关键在于观察动物的各种使其疼痛、代偿和失调的根源线索。与人体相比，对动物治疗而言手的感觉要更重要，应根据 VFM 整体流程逐步仔细检查。动作检查（MO-VE）通常首先通过被动运动进行。VFM 治疗师必须感知动作的质量和幅度，并比较两侧的对称性。动物的反应也要仔细地记录。主动运动通常是功能性相关的动作组合，在运动期间注意观察该动物存在的问题。例如，障碍赛马可能拒绝跳跃，而盛装舞步马可能有飞跃转换困难，或是原本行动敏捷的犬跳跃动作开始变得笨拙。若动物的主人或训练师能够指出动物出现的可视问题，则治疗师可试着激惹出症状。主动动作可伴随治疗进行测试，尤其是犬和马这类动物。建议治疗以最小力度开始。从浅层触诊开始，等到治疗师和动物逐渐适应了一个相似的频率并建立起一定的连接后，再逐步进行深入的治疗。深层筋膜手法是使用手指作为工具以压力和摩擦力完成的治疗。动物的筋膜系统非常敏感，通常治疗点会很快松解。即使对体型大的马匹来说，很小的力即可完成治疗。

　　以下列举了一些 VFM 中的情况。就像人一样，不同的动物种类也有着不同的劳损情况、错误使用和（功能）废用或创伤。VFM 通常通过 1～3 次治疗解决肌肉骨骼系统的问题。许多动物都是伪装高手，因为在大自然中显露自身的弱点是非常危险的。最重要的问题是动物们直观上都表现为平衡或自然内稳态来进行自愈。建议与兽医合作完成术后治疗（图 7.2）。在 VFM 治疗后，动物一般应该休息 1～2 天。可以进行日常活动，但高强度训练需在至少治疗 2 天后再进行。术后的恢复依据一般复原时间进行，训练也需循序渐进。

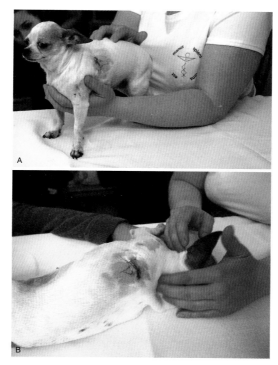

图 7.2　术后 VFM 治疗，包括靠近手术部位的节段触诊。（A）首先用手指在节段周围触诊浅层触诊。逐渐进行深筋膜触诊。（B）VFM 治疗在本案例中是侧卧位进行的

猫

　　猫是弹性运动家，可以因很小的问题而出现代偿并且很难被发现。应用 VFM 的治疗师需要关注它们的运动模式。在开始治疗前，要与动物主人进行充分的接触。因为猫个头很小，有时候难以确定该治疗哪个平面。这时候，只能用手指尖来治疗。

　　Mimosa 今年 8 岁，2 岁时它被车撞后，左后腿出现跛行，且只能用三只脚奔跑。兽医给它进行了 X 线检查，但并未发现骨折或脱位。它的跛腿经过了处理，但 2 个月前，主人发现 Mimosa 再也无法跳上那个它以前最喜欢的小书架了。这是由跛腿导致的最主要的功能性问题。Mimosa 从出生就跟随这位主人，而且此前从未受过外伤。在治疗期间，Mimosa 表现得非常温顺，经

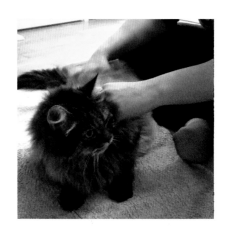

图 7.3　Mimosa 进行 VFM 治疗

检查确认是水平面的问题。治疗师在耻骨肌筋膜上的左侧 ER-TA、臀中肌上的左侧 IR-CX，以及臀部区域左侧的 ER-CX、髂嵴双侧 ER-PV 进行了治疗。VFM 治疗后，Mimosa 可以用四条腿跑跳了。猫是很容易受激惹的动物，它们不太容易接受治疗，只有在感觉需要时才能忍受治疗（图 7.3）。

犬

　　品种不同的犬会倾向有某种特定骨骼排列或身体结构的问题。一些品种会出现特定的呼吸或运动问题。人们在不同领域中会选用不同品种的犬，例如在军队或警务工作中选用的犬需要有良好的耐力和体格。同样，雪橇犬、赛犬也对力量、敏捷性、耐力和本体感觉有一定的要求。VFM 治疗师在治疗工作犬、赛犬或一般宠物犬中都能发挥多方面的作用（图 7.4）。

　　犬通常是易于治疗的，因为它们比较顺从且喜欢与人待在一起。我们这里举的案例是 6 岁的莱昂贝格犬 Nancy。她在 6 个月前有过一次生产。此后不久，主人就注意到她的右后腿总是向外旋转。Nancy 是一只表演犬，所以姿势对它很重要。过去 Nancy 从未受过外伤，且从出生起一直跟随同一位主人，有 3 次孕产史。通过观察它走、跑的姿态，以及对其腰部、髋部和后肢膝关节的被动活动度进行动作检查。根据检查结果来看，水平面问题最严重，而

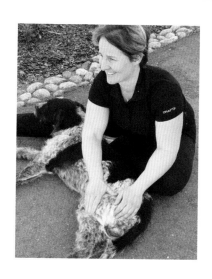

图 7.4　犬的 VFM 治疗

触诊后则决定先治疗它的 AN-LA 的螺旋链。筋膜变性从右后腿延续到躯干，接着到左前腿。治疗从右侧"踝关节"前外侧（AN-LA-TA rt）开始，到膝关节的后内侧（RE-ME-GE rt），再到右侧髋关节的前外侧（AN-LA-CX rt）。从这一点开始，筋膜变性延续到左侧。接下来治疗了竖脊肌上的点（RE-ME-TH lt）。最后两个治疗点则选在左前腿。RE-ME-SC 和 AN-LA-HU 则位于肩胛骨区域筋膜。经过一次 VFM 治疗，Nancy 已经可以正常走和跑了。于是治疗师建议主人如果有后续问题可以来电沟通。

马

　　马的敏感性取决于品种。温血马敏感性很高，而且神经反应强烈。它们奔跑速度快，经常作为速度赛马和耐力赛马。而冷血马则多用在运输和需要持久力量的任务中。盛装舞步赛马、障碍赛马、耐力赛马或西方矮马，根据它们自身的特点有不同的治疗需要。VFM 治疗师必须了解每个品种马的特点和习性。对马的了解越多才能够越准确地理解它们的动作和在触诊中的反应。这些信息对于形成正确的推断和掌握马对治疗的反应都十分重要（图 7.5）。

　　我们的案例是一匹 10 岁的纯种阉马 Nicolas，在马术学校工作。在过去

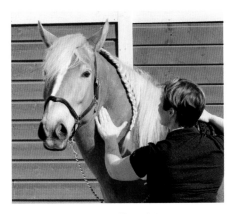

图 7.5 马的 VFM 治疗（感谢 Niiva Virtanen 提供照片）

2 个月中的马术课上，Nicolas 走路有些异常，右前腿似乎有点跛，尤其是在左手握缰时。这样的问题出现在一次暴雪后，主人认为可能是由于它在牧场中摔了一下。但是这匹马的病史我们不得而知，只是从它的右后腿的一个瘢痕推测这里可能有过损伤。

　　首先进行步态观察。看起来 Nicolas 在走路时会将骨盆向右侧倾斜，但前腿无异常表现，小跑时右前腿迈步明显短些。对右后腿、双侧腰椎、右肩区域进行了被动动作检查。检查发现，它的左外侧腰椎和右肩活动度降低，右后腿没有任何问题，但骨盆存在倾斜。动作和触诊检查都显示了冠状面问题。触诊检查实施于骨盆、腰部、胸段和肱骨节段（PV\TH\LU\HU）。向外运动（冠状面）是最致密的序列链，继续触诊发现双侧背阔肌（LA-TH bi）都十分致密且存在疼痛（表 7.1）。

表 7.1　Nicolas 的评估表

	节段	位置	侧	病史	反复性 / 持续性	疼痛模式
SiPa	LU/PV	LA	rt	摔倒；2 个月	持续性	跛，走路骨盆右倾
ConcPa	SC-CA	AN/RE	rt	摔倒，2 个月	持续性	小跑时步距不均
PrevPa	TA	RE	rt	创伤，瘢痕		情况不详

SiPa—疼痛部位；Conc Pa—伴随性疼痛；Prev Pa—疼痛史；LU/PV—骨盆和腰部；SC-CA—从肩胛骨到前臂；TA—小腿；LA—外侧；AN/RE—前侧 / 后侧；RE—后侧；rt—右侧

　　治疗始于浅层臀肌（LA-PV bi），接着是右肩（LA-HU rt）和膝（LA-CU rt）；然后在前臂筋膜张肌、鹰嘴肌、三头肌内侧头以及肘肌处（ME-CU rt）进行了平衡。起初，背阔肌上的点十分疼痛，Nicolas 不让任何人触摸这里，最轻的压力也不行。有时在 FM 治疗中如果某个点特别疼痛，比如本案例中的 LA-TH bi，那么可以在同个序列链上该点的远端和近端先进行松解，以缓解整条链上的张力。这样也能减轻疼痛，允许治疗继续。VFM 治疗后，Nicolas 的骨盆和躯干都归位而且平衡了，小跑中的步距也平均了，右肩的活动度恢复到正常。治疗师告知其主人让 Nicolas 休息两天，之后就可返回马术学校继续工作。

（李思雨　译）

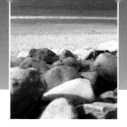

第 8 章

总结

正如 A. T. Still 在 1899 年写道："我们开始于解剖，终止于解剖，解剖知识是我们需要的一切。"没有解剖学，我们就没有一个呈现的载体。我们通过解剖表达感觉和情绪。Damosio（2010），从神经科学角度说，我们的大脑通过身体来投射和传递情感。

很久之前就有关于身体的张力区域的概念。希波克拉底（公元前 500 年）就曾教授如何进行横向摩擦按摩和使用双手作为治疗工具。多个世纪以来，人们一直寻找着用双手治愈患者的良方（Graham，1884）。来自中国的针灸和古罗马帝国的遗产影响深远。达·芬奇（Leonardo da Vinci，1508—1510 年间进行了 6 例手臂骨骼和肌肉的研究）从细节上进行解剖研究。他的解剖图稿十分精准。维萨留斯（Vesalius，1514—1564，解剖学之父）（图 8.1）和法布里修斯（Hieronymus Fabricius，1537—1619，胚胎学之父）曾于意大利帕多瓦任教。那时的学生们在解剖剧院（anatomy theatre）学习解剖知识，这在世界上也是前无古人的。其历史影响深远，时至今日。最近，筋膜研究领域中的突破被看作是世界解剖学和生理学的革命。在过去几十年间，这一领域却一直被忽视。

显然，我们身体的独特结构——筋膜，在人体运动中扮演着极其重要的角色。Luigi Stecco 帮助我们理解了人体中的肌筋膜动能链（myofascial kinetic chain）和保持筋膜正常基底张力的重要性。他过去热衷于搜集信息，发展用于评估和治疗人体筋膜系统的生物力学模型。筋膜手法（FM）自 19 世纪 80 年代创立以来，至今仍在发展之中。新的发现、视角都在不断地影响着 FM 的发展。通过解剖研究，Stecco 家族仍在不断地提升和充实 FM 技术。每年都有大量的新研究，有超过 1000 篇通过同行校审的文章被发表。持续的解剖、组织学和临床研究不断扩充着我们对于这个多维组织的理解。

从患者角度看，保健十分重要。通过 FM 治疗可以解决很多紊乱、功能失调、疼痛、僵硬和失能情况。FM 同样也回答了一个问题，即"我为何出现疼痛？"它验证了整体观的思路，将筋膜解剖知识和身体功能相结合。可作为医患共同的有力工具（图 8.2）。

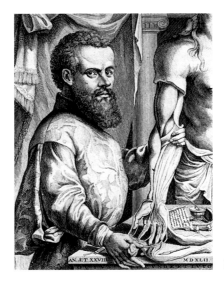

图 8.1　解剖学之父维萨留斯

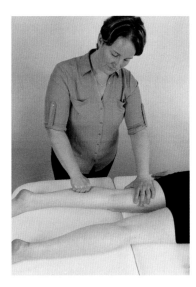

图 8.2　一双"知识渊博"的手是强大的治疗工具

（李思雨　译）

参考文献

[1] Damasio, A., 2010. Self Comes to Mind: Constructing the Conscious Brain. Deckle Edge.

[2] Graham, D., 1884. Practical Treatise on Massage: Its History, Mode of Application, and Effects, Indications and Contra-Indications; With Results in Over Fourteen Hundred Cases. Reprint: Forgotten Books, 2013.

索 引

注：f 指图；t 指表格；b 指框

γ 运动神经元 , 45

B

Beighton 评分 , 78f
伴随疼痛（ConcPa）, 123 ,124t
包裹性筋膜 , 171–173, 171f
背部筋膜系统 , 20f
本体感受器 , 44
步态 , 75
　　步行 , 117–118
步行 , 117–118

C

CC. 见协调中心（CC）
CL. 见颈部节段（CL）
CNS. 见中枢神经系统（CNS）
CP. 见感知中心（CP）
CU. 见肘节段（CU）
成纤维细胞 , 23–25
传统肌肉命名法 , 6
创伤愈合 , 25b, 25f
迟滞效应 , 80f

D

单关节纤维 , 98–100
动作验证中的星号 , 130b
对角链 , 112

E

ECM. 见细胞外基质（ECM）

ER. 见外旋运动（ER）
儿童创伤事件 , 165

F

FM 语言 , 93f
Fukunaga 假设 , 62f
蜂窝组织 , 27–29
腹壁 , 179

G

GAG. 见黏多糖
GTOs. 见高尔基腱器（GTOs）
感觉小体
　　鲁菲尼小体 , 45, 47f
　　梅斯纳小体 , 45, 47f
　　帕西尼小体 , 45, 47f
感知中心（CP）, 100
高尔基腱器（GTOs）, 73, 73f, 80b
钙 , 收缩 , 43
肱二头肌 , 筋膜扩展结构 , 66f
肱二头肌腱膜 , 肌筋膜扩展结构 , 66f
骨盆到小腿筋膜的延续性 , 177f
腘绳肌区域（RE-GE）, 下背痛 , 153, 154f

H

HA. 见透明质酸（HA）
HMS, 过度活动综合征 , 77b
HU. 见肱骨
横桥理论 , 58
踝扭伤 , 筋膜手法 , 89
活动过度 , 评估 , 78f
活动过度综合征（HMS）, 77–78

I

IR. 见内旋运动（IR）
ITB. 见髂胫束（ITB）

J

机械性感受器，45，47f，74b
基质，24f，26
肌筋膜单元（MFU）94，95f
　　肌筋膜，104–105
　　内旋运动，108–109，108f
　　外旋运动，106–107，107f
　　向后运动，102–103，103f
　　向内运动，105–106，106f
　　向前运动，101–102，102f
　　向外运动，103–105，104f
　　序列，100–101
肌内膜，23，42f，46f，61–63，61f
　　张力，68
肌肉，40，42f
肌外筋膜，56– 58
肌外膜，42，42f，46f
　　张力，69
肌外膜，56–57
脊柱过度前凸姿势，78–80，81f
腱筋膜，33–32，57，57f
胶原蛋白，25，26b，77–80
节段，93，93f
节段触诊
　　颈部，137，138f
　　头部，137，138f
　　小腿部，137，139f
　　腰部，137，139f
　　肘部，137，159f
解剖，17–20
筋膜，55
　　解剖，17–51，20–21f

肌肉，41，42f
　　肌梭，42–47，46f
　　筋膜层，30–38，32–34f，34b
　　结缔组织，22–32，23–24f
　　支持带，38–40
　　腱膜，30–38，57–59，57f
筋膜的能量储存，76
筋膜手法程序，128–158，129f
筋膜手法评估表，124–126，123f，124–126t
筋膜手法适合处理的肌骨紊乱及功能障碍，
　　151–170
　　儿童，165–170
　　颈部疼痛，157–159
　　腕管综合征，159–165
　　膝关节疼痛，157–159
　　下背痛，151–154
筋膜手法象限，82，83f
筋膜手法治疗内部功能失调（FMID），171–182
　　经前综合征，178
　　皮肤过度弹性综合征，179
　　术后内部失调，175
筋膜在运动协调中的作用，75
筋膜在运动协调中的作用，75，75f
筋膜作为免疫系统的一部分，83–84
颈部疼痛，157–159，158f

K

髋部，运动检查，133–132，132f

L

LBP. 见下背痛（LBP）
LU. 见腰部节段
鲁菲尼小体，45，47f

M

MFE. 见肌筋膜扩展结构（MFE）

MFU. 见肌筋膜单元（MFU）
锚索，张拉结构，173, 174f
迈斯纳小体，45, 47f
梅克尔触盘，45, 47f

N

内部筋膜，171–173, 171f
内旋运动（IR），94
内脏结构序列，185
黏多糖（GAGs），26, 27f

P

帕西尼小体，45, 47f
评估表，122–124, 123f, 124–125t
评估表，脱位，124–125, 124t

Q

髂筋膜（AN–PV）
  协调中心（CC），155
  疼痛，肌肉骨髂筋膜手法，153, 154f
髂胫束（ITB），30–31b, 30f
前臂，向前 – 向内象限，83f
嵌入性筋膜，171–173, 172f
情绪压力，74b
球窝关节，64b
躯干张量，174
犬，筋膜手法，183–188

R

人体张力网，2–3
韧带，39b
融合中心（CF），109
  运动的螺旋链系统，114

S

三角肌

连续性，65b, 65f
三角肌粗隆，65b
上举，120, 120f
上运动神经元，45
身体防线，84f
身心影响，10
深筋膜，32–33, 57, 66
  弹性特质，76
  在运动协调中的作用，75b
神经分布，45–49, 47b
手部，FM 节段，93f
兽医筋膜手法，183–189, 183f
  案例病史，184
  观察报告，184
  流程，183
  马案例，187–189, 188f, 188t
  猫案例，185, 185f
  犬案例，186–187, 187f
  深筋膜筋膜，183
  适应证，183
  运动验证，184
竖脊肌（RE-LU bi）
  疼痛，筋膜手法，153, 154f
疏松结缔组织，27–29, 29f
术语，92
松弛组织，78f

T

弹性蛋白，26
  纤维，26
头部
  螺旋链，115, 117f
  运动检查，134, 134f
头部节段
  FM 节段，93f
  节段触诊，139, 138f

运动测试，131，131f

头痛，PMS，181

透明质酸（HA），35–38

踢腿，118–119

臀大肌，66–67

W

外侧支撑张量（AN–LA），173，174f

外旋运动（ER），94

　序列链，106–107，107f

腕管综合征，159

腕管综合征，腕横韧带（TCL），159,161

腕节段，FM 节段，93f

问诊缩写，126b

X

膝痛，155–158,155f

细胞外基质（ECM），26

　黏弹性，134– 135,135f

下背痛（LBP）

　肌肉骨骼筋膜手法，151–155,152f

下丘脑，产热中心，82

向后运动（RE），94

向内运动（ME），94

向前运动（AN），94

　序列链，100–102,102f

向外运动，108–109

向外运动（LA），94

协调中心（CCs），97,97–98,99f

　AN–GE，153

　AN–PV，153

训练，中式的，50–51b,51f

Y

游离神经末梢，48,47f

运动的对角链系统，110–114,115f,117f

运动神经元，44

　α运动神经元，44

　γ运动神经元，44

　上运动神经元，43

　下运动神经元，43

运动终板，63f

异常张力，74b

Z

张拉结构，173

中枢神经系统（CNS），55

　电脉冲信号，63–65

　力线的改变，72f

　输入信息，67

肘节段（CU）

　FM，语言，93f

　运动检查,129f,129–132,132f

　触诊，136,140f

支持带，38–40

脂肪细胞，24

致密化，133b

致密结缔组织，28f,29–30

主动子系统，71

自主神经系统

　筋膜系统，180f

　体温调节机制，82

足底，60f

坐骨神经痛，73b

ELSEVIER

Elsevier (Singapore) Pte Ltd.

3 Killiney Road, #08-01 Winsland House I, Singapore 239519

Tel: (65) 6349-0200; Fax: (65) 6733-1817